SAÚDE NO COTIDIANO

Viver bem
é preciso

COLEÇÃO COTIDIANO

CIÊNCIA NO COTIDIANO • NATALIA PASTERNAK e CARLOS ORSI
DIREITO NO COTIDIANO • EDUARDO MUYLAERT
ECONOMIA NO COTIDIANO • ALEXANDRE SCHWARTSMAN
FEMINISMO NO COTIDIANO • MARLI GONÇALVES
FILOSOFIA DO COTIDIANO • LUIZ FELIPE PONDÉ
LONGEVIDADE NO COTIDIANO • MARIZA TAVARES
PSICOLOGIA NO COTIDIANO • NINA TABOADA
SAÚDE NO COTIDIANO • ARNALDO LICHTENSTEIN

Proibida a reprodução total ou parcial em qualquer mídia sem a autorização escrita da editora.
Os infratores estão sujeitos às penas da lei.

A Editora não é responsável pelo conteúdo deste livro.
O autor conhece os fatos narrados, pelos quais é responsável, assim como se responsabiliza pelos juízos emitidos.

Consulte nosso catálogo completo e últimos lançamentos em **www.editoracontexto.com.br**.

SAÚDE NO COTIDIANO

Viver bem é preciso

ARNALDO LICHTENSTEIN

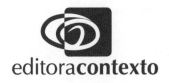

Copyright © 2021 do Autor

Todos os direitos desta edição reservados à
Editora Contexto (Editora Pinsky Ltda.)

Montagem de capa e diagramação
Gustavo S. Vilas Boas

Preparação de textos
Lilian Aquino

Revisão
Eliana Moura Mattos

Dados Internacionais de Catalogação na Publicação (CIP)

Lichtenstein, Arnaldo
Saúde no cotidiano / Arnaldo Lichtenstein. – São Paulo :
Contexto, 2021.
160 p. (Coleção Cotidiano)

ISBN 978-65-5541-057-0

1. Saúde 2. Bem-estar I. Título

20-4318   CDD 613

Angélica Ilacqua CRB-8/7057

Índice para catálogo sistemático:
1. Envelhecimento

2021

EDITORA CONTEXTO
Diretor editorial: *Jaime Pinsky*

Rua Dr. José Elias, 520 – Alto da Lapa
05083-030 – São Paulo – SP
PABX: (11) 3832 5838
contexto@editoracontexto.com.br
www.editoracontexto.com.br

Sumário

Introdução   7

1. Dormir: quanto e como?   11

2. Comer: faz diferença o que comer?
   Mas é tão bom...   19

3. Exercício físico:
   devo fazer, mas não tenho tempo   33

4. Saneamento básico:
   estamos entre o melhor e o pior dos mundos   41

5. Higiene pessoal: quanto é importante?   51

6. Cigarro: uma arma de destruição
   em massa com menos de 10 cm   61

7. Violência: as jovens vítimas   71

8. Vacinas: temos o direito de correr
   o risco e ainda transmitir?   81

9. Vitaminas: vitais ou apenas propaganda?   91

10. Automedicação: problema ou solução?   99

11. Vale a pena fazer um *check-up*?
O menos que é mais   111

12. Prevenir o estresse: é possível?
Fale então com meu chefe   123

13. Sexo, chocolate e exercício:
o que têm em comum?   133

14. Velhice: a idade de cada um   143

15. Como viver mais?
A grande pergunta   153

Epílogo   159

INTRODUÇÃO

Este livro tem como público-alvo uma parcela bem específica da população: aquela que está viva. As dicas de saúde aqui apresentadas, apesar de informais, num clima bem descontraído e com linguagem bem acessível (espero), têm grande embasamento científico.

O bom humor tem que fazer parte do dia a dia. Afinal, a risada é o melhor remédio e rir de si próprio é o segredo de irmos longe. Como me disse um médico residente durante seu estágio: professor, seu senso de humor é muito complacente, o senhor acha graça até de suas piadas. É lógico que gostei tanto dele, que fez o estágio de novo.

O médico tem o dever de se comunicar numa linguagem acessível. Antigamente, ele era o dono da verdade e o distanciamento do paciente se dava também pela linguagem. "Se você nem está entendendo o que eu digo, não tem o direito de me questionar". Defendo que, se seu interlocutor não entendeu, o problema não é dele, o problema é seu. Faça-se entender. Esse hermetismo da linguagem infelizmente persiste na Medicina, no Direito e na Economia.

Se quisermos adesão ao tratamento, temos que ter participação dos pacientes nas decisões. É o que chamamos de "decisão compartilhada". É uma armadilha que fazemos para o paciente: ele é cúmplice de sua saúde.

Em um movimento iniciado na década de 1990 no Canadá, na Universidade de McMaster, a

Medicina baseada em evidências revolucionou a postura de todos os profissionais da saúde. Trabalhos bem-feitos, a partir daí, dão o rumo de todas as recomendações de saúde. A velha máxima "na minha experiência" deu lugar a "as evidências mostram". Ou seja, nunca uma experiência pessoal sobrepuja a experiência coletiva. A arte médica está na adequação das evidências para uma pessoa.

Neste livro, existem dúvidas e soluções dadas pela Medicina que poderão fazer com que você viva mais e melhor. Afinal, a saúde permeia todas as nossas atitudes diárias.

Trata-se da minha primeira aventura literária individual. Permitiu-me exercitar, nas próximas páginas, o que proponho e exponho. Sair da rotina, rever conceitos, aceitar desafios. Enfim, um dos segredos para combater o estresse. Sim, um estresse combatendo o outro.

Ao lado de figuras eminentes que já escreveram outros livros desta coleção, minha aventura fica ainda mais desafiadora. Que venham os desafios.

Espero que, entendendo o que existe por trás dos assuntos tratados, você possa mudar sua rotina diária.

1

DORMIR: QUANTO E COMO?

Vamos começar este livro como começamos um dia após uma boa noite de sono: bem dispostos e empolgados para o que vier.

Espero também encontrá-lo assim, caro leitor. Porém, uma possibilidade é que não esteja tão disposto assim. Quase metade dos adultos tem insônia em alguma fase da vida. Para 10% a 20%, isso é um problema constante. Talvez você até esteja lendo este livro para ficar com sono e tentar, finalmente, ter uma noite de paz... As perguntas são muitas: quantas horas são necessárias? Para que serve o sono? Dormir é perda de tempo? Vamos começar pela última.

Você já reparou que passamos quase um terço de nossas vidas dormindo? Se você viver 90 anos, cerca de 30 anos passará dormindo, inconsciente. Isso não deve ser visto como um desperdício. Pense sob outra ótica: o que acontece se não dormimos?

Várias pessoas não conseguem atingir o sono profundo (fase REM, sigla em inglês para "Rapid Eye Movement", que significa "movimento rápido dos olhos") por problemas de saúde. Pessoas obesas, que roncam muito, podem ter apneia do sono. A pessoa para de respirar por vários segundos e superficializa o sono, podendo nem acordar, mas não tem o relaxamento decorrente das fases mais profundas do sono. Isso pode ocorrer dezenas de vezes a cada noite. Ao contrário das crianças, a apneia do sono não mata o adulto, mas causa muitos problemas, como intensa sonolência e acidentes, além da diminuição da criatividade e do desempenho no trabalho e nos estudos, hipertensão arterial e diabetes. Sim, ela pode *causar* diabetes e hipertensão arterial, além de alterar o colesterol. Dentre as principais causas de hipertensão arterial, está a apneia do sono. Nos hospitais, o médico trabalhava em plantão, chegando a 24 horas seguidas (em alguns lugares isso ainda acontece). No fim do plantão, ele pode cometer graves erros de diagnóstico devido à privação do sono. Ou ainda, imagine um motorista de ônibus fazendo dupla jornada de trabalho. Antes que você entre em pânico, saiba que é proibida por lei essa jornada exaustiva.

O sono começa com a diminuição da luminosidade e liberação da melatonina. Durante o sono vários hormônios são liberados, como o hormônio do crescimento. Isso ajuda inclusive a criança a crescer. O adulto não cresce, porque seus ossos já atingiram o tamanho final.

A ideia de que o claro-escuro controla o sono e a liberação de hormônios não é bem clara (desculpe o trocadilho). Pessoas totalmente cegas, quando privadas de outros estímulos para dormir ou acordar, podem ter três tipos de reações: um terço respeita o ciclo de 24 horas, um terço tem o ciclo fora de fase e um terço não respeita as

24 horas. Portanto, há muito mais coisas a serem explicadas. Você já deve ter passado por isso durante uma viagem longa de avião. Seu ritmo sono-vigília vira de ponta-cabeça nos dias seguintes: é o *jet lag*. Por outro lado, alguns estudos mostram que a luz azul é um potente inibidor do sono, por meio da ativação da retina. Mas, antes de recomendarmos a abolição da luz azul nos celulares e nas telas de computadores, mais estudos devem ser feitos.

Começando a dormir, sua temperatura cai, caindo consequentemente seu metabolismo. Talvez essa seja uma das vantagens de dormirmos, ou seja, economizar energia. Cai também a pressão arterial. Durante o sono muitas proteínas são sintetizadas para recompor as sinapses perdidas durante o dia: o seu computador está apagando arquivos ruins e melhorando a velocidade. Talvez até organizando melhor os arquivos, como quando desfragmentamos o disco rígido. Daí o nome popular, e correto, de "sono reparador". Enquanto dormimos, o cérebro elimina células mortas e até moléculas da proteína beta-amiloide, cujo acúmulo prejudica as sinapses (conexões neurais). O acúmulo de beta-amiloide está relacionado ao desenvolvimento da doença de Alzheimer. O cérebro também apaga algumas memórias enquanto dormimos. Isso acontece graças à liberação de um mediador químico chamado ácido gama-aminobutírico, que enfraquece as ligações entre os neurônios que formam nossas lembranças. Isso abre espaço para novas lembranças. Outro grande tema são os sonhos e seus significados e importância. Não quero me aventurar nesse árduo caminho. Isso você poderá encontrar em livros e tratados específicos. O sono adequado também melhora a imunidade. E, só de passagem, é bom saber que a suplementação vitamínica não tem esse efeito. Agora a outra pergunta: quanto devemos dormir a cada noite? Resposta simples: o suficiente. Por favor, não se irrite, mas a resposta é essa. Faça um teste. No dia em que você não tiver que acordar com o despertador, veja quantas horas dormiu. Provavelmente esse será o número de horas suficiente para você. Ou seja, cada um tem suas necessidades. Dormir cinco horas não é necessariamente ruim, nem dormir oito horas é decididamente bom.

Nos Estados Unidos, a média de horas de sono caiu de oito horas, em 1950, para sete horas, nos anos 2000, com mais de um terço das pessoas dormindo menos de sete horas. Dentre as causas, cito as pressões econômicas e sociais.

Se você não dorme adequadamente, terá sonolência no dia seguinte. Existe uma escala bem

SAÚDE no cotidiano

útil para fazer uma triagem sobre sua sonolência diurna, a escala de Epworth. Faça um teste e veja quantos pontos você faz. Leia com cuidado e não tente se enganar...

Qual é a probabilidade de você cochilar nestas situações (0: nunca, 1: pequena, 2: chance moderada, 3: alta chance de cochilar):

1. Sentado e lendo.
2. Assistindo à TV.
3. Em uma reunião ou no cinema.
4. Como passageiro num carro numa viagem de uma hora.
5. Deitado para descansar à tarde.
6. Sentado conversando.
7. Sentado quieto após almoçar.
8. Em um carro parado no trânsito.

Atenção, se você passou dos 11 pontos, procure ajuda médica.

Uma noite maldormida é diferente de você constantemente não dormir bem. São vários os problemas do sono e cada um tem seu tratamento específico: apneia, bruxismo (ranger de dentes a ponto de, em alguns casos, chegar a destruí-los), pernas inquietas (movimentos incontroláveis), sonambulismo, pesadelos, terror noturno, paralisia do sono, narcolepsia (ataques repetidos e irresistíveis de sono, provocando um sono involuntário em situações impróprias) e catalepsia (episódios de perda súbita do tônus muscular, com duração de segundos a minutos, geralmente ocorrem por um forte estímulo emocional).

O pavor de não acordar gerou muito pânico e ações durante a história. O próprio velório surgiu como uma verificação de que a morte efetivamente ocorreu. Isso mesmo: se a pessoa não acordar em 24 horas, pode enterrar.

Por outro lado, um grave problema atual da humanidade é a falta de sono, a insônia. Existe uma grande diferença para os médicos entre não pegar no sono e acordar de madrugada e não conseguir dormir. A primeira insônia, ou inicial, é mais relacionada à tensão, ansiedade, enquanto a segunda, à depressão. Na primeira, remoemos os problemas e, na outra, os problemas estão mais arraigados. Na insônia inicial, o problema pode ser excesso de adrenalina e não desligarmos o pensamento dos problemas; na outra, diversos mediadores químicos, como a serotonina, estão envolvidos.

Um dos hormônios produzidos no fim da madrugada que nos faz acordar é o cortisol: o hormônio do estresse. Não é para termos estresse no dia seguinte, mas para ativar o corpo.

É um despertar agradável, que diz que estamos prontos para mais um dia de desafios.

Finalmente, as preciosas dicas para dormir bem:

1. Ambiente: seu quarto tem que ser arejado, silencioso e escuro. Sua cama e travesseiro, adequados para você.

2. Uma hora antes de deitar vá diminuindo o ritmo. Desligue computador, não veja filmes de terror ou que liberem sua adrenalina. Trabalho no computador na cama, nem pensar.

3. Sem estímulos noturnos: nada de cafeína (café, chás fortes, refrigerante e chocolate). Nada de exercícios intensos. Nada de grandes refeições.

4. Tente dormir sempre na mesma hora e nada de dormir de dia. O cochilo de tarde, após o almoço, comum na Espanha, pode ajudar quem não consegue dormir à noite a se manter alerta de dia, mas não resolve o problema da insônia.

5. Depois de tudo isso, desejo-lhe uma boa noite de sono. Sem recorrer a medicamentos. Lembre-se de que a palavra *droga* vem do persa *demônio*. Prefira um chá de camomila ou suco de maracujá.

Se você conseguiu ler este primeiro capítulo e ainda está acordado, agradeço. Vamos em frente.

2
COMER:
FAZ DIFERENÇA O QUE COMER? MAS É TÃO BOM...

O primeiro estudo controlado de que se tem notícia está na Bíblia. Lembro, para aqueles que não conhecem o Antigo Testamento, do livro de Daniel. Está escrito que, quando Nabucodonosor conquistou a região da Palestina, convidou várias pessoas do povo judaico para um banquete, e entre elas estava Daniel. Porém, a comida a ser servida não era casher (ou seja, estava fora dos preceitos religiosos judaicos). Se Daniel recusasse o convite, seria morto. Propôs, então, um desafio. Ele e mais três outros comeriam por

10 dias apenas vegetais, legumes e tomariam água, contra outros que comeriam e beberiam de tudo. Ao final de 10 dias, seria avaliada a aparência dos grupos. Adivinhe quem estava melhor? Não é novidade que carne e gordura em excesso podem ser prejudiciais. Porém, o uso do vinho ajudava a saúde, porque poupava a pessoa de beber água contaminada. Daniel não bebeu o vinho não casher, e sim água. Provavelmente, tinha uma fonte de água limpa, e isso não prejudicou a aparência de Daniel, que ganhou o desafio. A propósito, "casher" significa literalmente "permitido", e esse preceito alimentar tem várias regras: o animal não pode estar doente, deve ser abatido de um golpe só (indolor) e não deve ter sangue. Não se pode comer carne e leite juntos ou preparados no mesmo lugar (será que serviria para não matar o animal e sua cria?); nada de porco e camarão. Peixes, só os com escamas. E várias outras normas. A comida, assim, é muito saudável, e várias pessoas, mesmo não judias, estão adotando essa alimentação. Certa vez, tive o privilégio de

ouvir o saudoso Moacyr Scliar
falando sobre saúde e religião.
Ele desenvolveu uma hipótese de
por que o porco seria proibido entre os judeus. Como é improvável
que os judeus antigos conhecessem
os parasitas adquiridos ao se ingerir carne de porco, ele ponderou: um
animal que não carrega carga, não dá
leite ou lã e se locomove pessimamen-
te no deserto não merece ser criado.
Mais um exemplo da religião modifi-
cando costumes.

A fase oral está presente em muitas
pessoas até a idade adulta. O ato de ma-
mar do recém-nascido é extasiante. O primeiro grande prazer. Sacia sua fome física e
emocional. Ao longo da vida, você vai des-
cobrindo as delícias de um prazeroso doce ou
de uma comida gordurosa e, aos poucos, vai
incluindo esses itens no seu cardápio diário.
A liberação de mediadores químicos cerebrais
que causam prazer, gerados por esses alimentos, faz com que cheguemos à conclusão, mesmo que inconsciente, de que é melhor engolir
uma deliciosa comida que as tensões do dia a
dia. Lembre-se que não é apenas o peixe que morre pela boca. Nós também. Não só ao falar o que
não devemos, mas ao comermos errado.

Obesidade é definida pela fórmula peso/altura ao quadrado. Se você tem 75 kg e mede 1,70 m, seu índice de massa corpórea (IMC) é $75/1,7^2$, ou seja, 25,9. O normal é entre 18,5 e 24,9. Entre 25 e 29,9 é sobrepeso. Entre 30 e 34,9, obesidade tipo I, entre 35 e 39,9 é obesidade tipo II e maior que 40 é obesidade tipo III, antigamente chamada de obesidade mórbida. A coisa está tão grave, que existem muitas pessoas com índice de massa corpórea acima de 60: a pessoa é considerada superobesa. Uma das indicações para a cirurgia bariátrica é IMC acima de 40.

Mas essa definição de obesidade recebeu muitas críticas, sendo que hoje a circunferência abdominal é uma medida mais simples que se correlaciona melhor com problemas de saúde, quando ela está acima do desejado. Pra essa medição, pegue uma fita métrica e meça na altura do umbigo (assim, facilita um pouco a prática dessa técnica, pois, na verdade, deveria ser no bordo superior do quadril). Respire normalmente e... pronto, essa é sua circunferência abdominal.

Homens com circunferência maior que 110 cm têm 50% a mais de chances de morrer em relação àqueles que têm circunferência menor que 90 cm. Em mulheres, uma circunferência maior que 95 cm aumenta a mortalidade em 80% em relação a uma de 70 cm. Em outras palavras, os homens perdem 3 anos de vida com circunferência abdominal maior e, as mulheres, 5 anos. A magreza é também um dos problemas decorrentes do peso anormal. Ela é fator de risco para doenças como infecções, pois diminui a imunidade. Falta de hormônios sexuais masculinos e femininos e osteoporose são outros problemas relacionados com a magreza. E o baixo peso é hoje em dia uma imposição social, quase um símbolo de sucesso. Na indústria da moda é condição indispensável. As modelos muitas vezes são submetidas a condições desumanas. Dietas com enormes restrições são impostas e a bulimia é comum. Tudo pelo sucesso. Na bulimia, irmã da anorexia nervosa, a pessoa tem uma compreensão errada de seu corpo. Apesar de magra, a pessoa se enxerga obesa. O oposto ocorre em alguns fisiculturistas: apesar de extremamente musculosos, eles se veem magérrimos.

A obesidade é hoje em dia uma epidemia e é muito danosa à saúde. O problema disso é que nossa genética é muito mais lenta que a civilização. Desde os caçadores-coletores que viviam nas árvores até os caçadores de mamutes, nossos genes nos levavam a acumular calorias. Não se sabia quando seria a próxima refeição. Pense que o número de células gordurosas se mantém constante, esteja você gordo ou magro. O que muda é a quantidade de gordura no interior. Por causa daquela maldita lentidão da mudança de nossos genes, a quantidade de gordura em cada célula volta a aumentar, fazendo o efeito sanfona de ganhar e perder peso. Isso acontece através de armadilhas, como aumento da fome (pelo hormônio grelina) ou falta da saciedade (hormônio leptina). Esses hormônios variam quando a quantidade de gordura diminui. Somos ainda feitos para estocar energia na forma de gordura, tanto no tecido adiposo quanto no fígado.

Até pouco tempo atrás, bebês e adultos gordinhos eram sinônimo de saúde e até de beleza. A primeira escultura humana de que se tem notícia é uma pequena imagem de uma mulher gorda, a Vênus de Willendorf. Provavelmente uma pessoa gorda naquela época tinha maior probabilidade de sobreviver à escassez de alimentos. Um antigo concurso de beleza para bebês, promovido pela empresa Johnson, elegia o "bebê Johnson" que virava capa de revista, como garoto propaganda. Eram sempre os mais gordinhos que ganhavam. Muitos entupidos de carboidratos e alguns até com desnutrição proteica. Outros tempos, felizmente.

Num piscar de olhos, passamos da moradia em árvores para casas e, na sequência, nos tornamos agricultores, plantamos nossos alimentos. Hoje vamos buscá-los nos supermercados ou simplesmente fazemos com que nos entreguem a comida em casa. Esse "piscar de olhos", embora tenha durado cerca de 10 mil anos, não foi suficiente para avisar nossos genes a respeito de que não precisamos mais acumular calorias.

Conclusão? Já faz alguns anos que o número de gordinhos no mundo é maior que o de desnutridos. Em 2014, mais de 2,1 bilhões de pessoas tinham sobrepeso e 850 milhões eram desnutridas. No Brasil, 52% das pessoas estão acima do peso. Nos EUA, esse número é superior a 70%.

Hoje é muito mais fácil obter alimentos, principalmente os de qualidade nutricional ruim, que são mais acessíveis e constituem fonte energética para os menos favorecidos. Em outras palavras: carboidratos de maneira geral fornecem energia suficiente para o dia a dia, mas são pobres em relação a outros nutrientes essenciais. Por serem baratos e apetitosos, incentivam o consumo exagerado, fazendo com que a prevalência mundial da obesidade dobrasse entre 1980 e 2008. Cerca de 3,4 milhões de mortes anuais são devidas ao excesso de peso.

Mas é tão bom comer...

Contando com a gula da população, foi criada artificialmente uma gordura, a trans, para deixar os alimentos mais crocantes, além de conservá-los por mais tempo. Um golpe de mestre da indústria. A gordura trans é um dos grandes vilões da modernidade. Entope os vasos: cerebrais (derrame), coronarianos (infarto), renais (insuficiência renal), das pernas (amputações), penianos (ai, meu Deus). Gorduras não são necessariamente prejudiciais ao organismo. E podem ser boas para o corpo, já que são responsáveis por 30% da energia diária. Porém, há gorduras e gorduras. Umas são boas, como as que têm o famoso ômega-3, do tipo monoinsaturado (azeite de oliva, óleo de canola, amendoim, castanhas, amêndoas e abacate) ou poli-insaturado (óleo de milho, soja, peixes). Outras são gorduras ruins, tipo saturadas (leite, manteiga, queijo, sorvete, carne vermelha e coco), além das temidas trans (margarinas, biscoitos amanteigados em geral).

Se substituirmos 5% do total de calorias vindas de gordura saturada por gordura insaturada, reduzimos o risco de infarto em 40%. Por outro lado, substituindo-se 2% da ingestão calórica vinda das gorduras "trans" pelo mesmo número de calorias vindo de gordura poli-insaturada, reduzimos o risco em 50%. Ou seja, coma gorduras, mas somente as saudáveis.

E os carboidratos?

Também tem os ruins (batata, arroz, massas e pão não integrais) e os bons (integrais e frutas com fibras). O que os diferencia é a velocidade de transformação em glicose. Quanto maior essa capacidade, mais rapidamente aumentarão os níveis de glicose do sangue. Isso fará com que a insulina aumente e abaixem mais uma vez os níveis de glicemia, dando fome mais rapidamente. Ou seja, pão, macarrão, arroz não integrais e batata mantêm a saciedade por pouco tempo, fazendo com que a pessoa precise comer mais.

A obesidade está também associada a vários tipos de câncer. Nos Estados Unidos, 15% das mortes por câncer em homens e 20% nas mulheres estão relacionadas à obesidade. O mecanismo talvez seja por um novo entendimento de que a obesidade na verdade é uma doença inflamatória. Uma das explicações é que a inflamação crônica pode causar danos celulares, fazendo com que a célula se replique mais, na tentativa do reparo. Essa replicação acentuada gera maior probabilidade de mutações, inclusive as precursoras de câncer.

Aí aparecem as dietas mais mirabolantes. Desde aquela que tira totalmente carboidratos, te entupindo de gorduras, até aquela que te faz ter cetose pelo jejum prolongado. Cetose ocorre quando não há carboidrato para se obter energia para músculos e cérebro. Aí o corpo mobiliza os estoques de gordura, quebrando-a em corpos cetônicos. Isso gera um hálito de acetona. A dieta da lua, do grupo sanguíneo, do astronauta, do Neandertal. Meu conselho: fuja de qualquer dieta muito restritiva. Não acredite em milagres. Eles duram pouco, mas o estrago que podem causar dura muito.

E o sal?

Na nossa sociedade, ingerimos cerca de 10 g de sal por dia. A metade disso seria desejada. Um em cada três ou cinco hipertensos poderia controlar sua pressão apenas comendo menos sal. Para cada grama de sal que o mundo consumisse a menos, centenas de milhares de vidas seriam poupadas a cada ano. Pense nisso antes de pegar o saleiro. Principalmente se você for hipertenso.

O sal foi moeda para pagamento de SALários na Antiguidade. Mas isso foi há milênios. Hoje, sal é produto barato. Brilhantemente, foi adicionado iodo ao sal, e por isso quase se extinguiu o bócio endêmico. Porém, devido ao consumo exagerado de sal e, consequentemente, de iodo, muitos pesquisadores especulam o aumento de nódulos tireoidianos.

Mas como é possível se controlar para comer mais adequadamente? Há milênios, os indianos comiam, num dia, aquilo que cabia nas mãos em concha. Comemos muito mais do que precisamos, além de comer errado. O problema é matemático. Para uma pessoa manter o peso, precisa comer o número de calorias igual ao que ela gasta. Ninguém engorda por respirar ou por estar nervoso. É lógico que alguém inchado aumenta de peso, mas isso não é engordar.

E a carne, o glúten e a lactose? Hoje podemos comer ovo? Você, paciente leitor, com certeza já foi vítima de informações desencontradas sobre esses alimentos. Por que tanta indefinição?

Os estudos sobre o assunto não são os ideais, ou seja, não são prospectivos, randomizados e duplos-cegos. Eles são observacionais, e aí mora o perigo. Por exemplo, se um ET chegar à Terra, ele verá mais pessoas gordas comendo comida *light*. Conclusão extraterrestre: comida *light* engorda. Estudos prospectivos são aqueles que verão o desfecho, ou seja, o que queremos estudar daqui para frente. Randomizados são aqueles em que, de maneira aleatória, separam-se grupos, os quais receberão intervenções diferentes, como um remédio a ser testado e um placebo. Com um grande número de pessoas testadas, homogeneizamos os grupos, diminuindo falsas conclusões. Estudo duplo-cego é aquele em que nem o paciente, nem o médico sabem quem está recebendo que intervenção. Isso impede posturas diferentes do pesquisador e da própria pessoa testada. Ou seja, dá um enorme trabalho e um enorme gasto para realizá-lo.

Além disso, veja o caso do ovo. Os norte-americanos comem ovos pela manhã com bacon e, os brasileiros, no almoço, com arroz e feijão. O contexto de um estudo dos ovos nesses dois povos será totalmente diferente. Se os norte-americanos diminuíssem a ingesta de ovos, provavelmente diminuiriam a de bacon também. Isso justifica inclusive a importância dos estudos bem-feitos, pois o bacon não seria mais uma variável.

Há consenso a respeito de que ingerir carnes processadas (salsicha, linguiça, bacon, salame, presunto, mortadela) aumenta um pouco o risco de câncer de cólon e reto. Quanto aos outros tipos de carne bovina ou suína, há muitas controvérsias.

Existe um remédio mágico para que eu possa comer à vontade, sem engordar?

Essa é a grande pergunta. Na verdade, o que está se desenvolvendo junto com remédios são estudos sobre as bactérias que convivem conosco em nosso sistema digestório: a microbiota. Talvez a sua mudança possa nos fazer emagrecer ou engordar.

Enquanto uma mudança genética como nos filmes de Hollywood não vem, temos algumas dicas para emagrecer.

A conta é mais ou menos esta: para cada 9 mil kcal (quilocalorias) ingeridas em excesso, aumentamos 1 kg. Ou seja, diminuindo cerca de 300 kcal/dia, perderemos 1 kg/mês. Doze quilos por ano. Muito melhor do que qualquer dieta ou remédio. Essa redução é cerca de 10% de sua dieta (se você tem excesso de peso). Isso equivale às últimas três ou quatro garfadas de cada refeição.

Faça as contas: se você não pratica muita atividade física, para manter seu peso, você precisa ingerir diariamente 35 kcal/kg de peso. Se pesa 80 kg, você está comendo, pelo menos 2.800 kcal por dia. Minha sugestão: coma muita verdura e fruta. Carboidratos na forma integral. Nunca gordura trans. Nunca se empanturre. A não ser, no máximo, em uma refeição por semana. Nessa, coloque o pé na jaca, faça sem culpa. O modo como você come também faz diferença. Em primeiro lugar, não sente para comer com muita fome. Se você come 3.000 kcal numa refeição única diária, provavelmente o corpo ávido absorverá mais alimentos do que se essas mesmas calorias forem divididas em várias refeições. Faça lanchinhos saudáveis durante o dia. Coma devagar: o cérebro demora alguns minutos para entender que você está alimentado. Comendo mais rápido, provavelmente comeremos mais que o necessário. Por fim: faça seu prato no fogão. Muita comida na mesa induz você a repetir, mesmo sem fome.

Ah! Antes que eu esqueça: pode comer ovo. Eles são ricos em gorduras poli-insaturadas, e não a do tipo trans.

3

EXERCÍCIO FÍSICO: DEVO FAZER, MAS NÃO TENHO TEMPO

Se você é do tipo que pega elevador até a garagem, entra no carro, estaciona na sua vaga, pega elevador até o andar do seu escritório, trabalha o dia inteiro sentado diante do computador, chega em casa e fica em sua poltrona predileta diante da televisão com o controle remoto: preocupe-se.

Ou, melhor ainda, comece a fazer exercício físico o mais rapidamente possível.

Atenção! Há uma grande diferença entre atividade física e exercício físico. Uma pessoa que cuida de sua casa, varre, lava, passa, cozinha, vai às compras, enfim, gasta muita energia na sua atividade física diária.

Exercício físico é a atividade física como fim em si mesma. Geralmente com repetições de movimentos propositais.

No trabalho, podemos gastar mais ou menos energia.

Quem pode fazer exercício? Com um questionário simples e autoaplicado, todos podemos começar a nos exercitar:

1. Alguma vez seu médico lhe disse que você tem qualquer problema de origem cardíaca e que você só pode se exercitar sob orientação médica?
2. Você sentiu dor no peito no último mês enquanto praticava atividade física?
3. Você perde seu equilíbrio por causa de tontura ou já perdeu a consciência?

4. Você tem algum problema ósseo ou articular que poderia piorar com a alteração da sua atividade física?

5. Seu médico está lhe prescrevendo alguma medicação (por exemplo, diuréticos) para sua pressão arterial ou seu coração?

Caso suas respostas sejam todas negativas, não tem mais desculpas: mexa-se! Preciso procurar um cardiologista e fazer um exame, tipo eletrocardiograma de esforço, antes de começar a fazer exercícios, ou a academia está exagerando? Sim, a academia está exagerando. Essa avaliação inicial não precisa ser feita necessariamente por cardiologista ou médico do esporte, nem precisa incluir a realização de exames complementares. Se você tiver menos que 45 anos (homem) ou 55 anos (mulher) e não for tabagista, nem tiver peso em excesso (releia o capítulo anterior), não for diabético ou hipertenso, não tiver colesterol alterado, nem história familiar de

SAÚDE no cotidiano

35

coronariopatia, pode fazer atividades de intensidade moderada. Se tiver dois desses fatores, precisa de exames, do tipo eletrocardiograma de esforço. O que é atividade física de intensidade moderada? É aquela em que sua frequência cardíaca não ultrapassa o resultado da fórmula 220 menos a idade vezes 0,8. Por exemplo, se você tem 40 anos: (220-40)= 180 vezes 0,8 = 144. Se sua frequência subir além desse limite, você estará se condicionando pouco, gastando mais energia e começando a correr riscos. Se você tem dificuldades para contar sua pulsação, utilize um jeito prático para saber o que é moderada intensidade: é aquela que não permite que você converse durante o exercício. Você não terá fôlego para isso.

O ideal é fazer pelo menos 150 minutos de atividades de moderada intensidade por semana. Em geral, três vezes cinquenta minutos. Mas isso pode variar, desde que seja no mínimo de quinze minutos de cada vez.

Suas desculpas estão se esgotando. Continua sem tempo?

Desça um ponto de ônibus ou metrô antes do seu destino e caminhe o resto. Seu calçado é inadequado? Vá de tênis e troque por sapato no trabalho. Não quer suar a camisa? Vá de camiseta e leve camisa na mochila. Outras possibilidades: suba lances de escada no trabalho e ao chegar em casa. Na hora do almoço, faça um trajeto maior para comer e voltar ao trabalho. Não vá à padaria da esquina de carro. Leve seu cachorro para passear (na verdade, ele é que está te levando).

Faça isso com alguém mais motivado do que você. Se você é uma pessoa de metas, use o contador de passos do seu celular. Dez mil passos/dia é a meta. Você vai se assustar com quanto você está andando.

Agora que já tirou a poeira, que exercício é melhor? Simples: aquele que não seja horrível para você. Tem gente que não suporta contar azulejos da piscina. Tem gente que se sente um hamster na esteira. Tem gente que prefere estar em grupo. Tem gente que gosta de ler na bicicleta. Escolha a melhor opção e boa sorte.

Agora uma má notícia. Se você quer emagrecer devido ao exercício, saiba que uma hora na esteira equivale às calorias da sua sobremesa. Para emagrecer só com exercício, sem mudar a dieta, terá que fazer muitas horas por semana, numa grande intensidade. Ou seja, é mais fácil emagrecer diminuindo calorias na dieta.

O exercício tem várias funções: melhora seu condicionamento físico, sua capacidade cardíaca e respiratória. Melhora seu estresse, pois, após trinta minutos de atividade aeróbica de moderada intensidade, seu corpo começa a liberar endorfinas. Melhora sua capacidade de concentração e desempenho no trabalho. O exercício te dá até ânimo para emagrecer. Idosos fazendo musculação têm perda menor de sua massa muscular e melhoram o equilíbrio, diminuindo quedas.

O exercício ajuda a controlar a hipertensão e o diabetes. O exercício aumenta a sensibilidade das células musculares à insulina, fazendo cair o açúcar na circulação, controlando o diabetes. Brinco dizendo que não existe diabético descontrolado correndo a maratona. O exercício faz com que o fluxo de sangue aumente nos músculos, promovendo uma dilatação dos vasos, baixando, assim, a pressão arterial. Outro aspecto para o qual os estudos começam a dar respostas é a relação da atividade física com a diminuição de demência senil. Isso acontece através da liberação de um hormônio, a irisina, pelo músculo, que melhora a cognição. Esse resultado foi estudado em ratos. Se você tiver um, de estimação, faça ele correr ou nadar e ele se lembrará de você por mais tempo. Enquanto os estudos não são conclusivos para humanos, por via das dúvidas prefiro tentar adiar minha demência fazendo exercícios.

O exercício talvez diminua a incidência de alguns tipos de câncer, mas isso provavelmente está associado a todo um estilo de vida, e não apenas à prática de atividades físicas. É difícil ter certeza sobre qual é o papel de cada ação saudável na prevenção de câncer.

Outro tema importante é a apoptose. Calma, esse palavrão é apenas uma modalidade de morte celular discreta.

As células velhas e com defeito se retiram de cena sem estardalhaço, sem inflamação, que é danosa para o corpo. O exercício promove a apoptose, evitando assim a inflamação do corpo e todos os seus danos. A inflamação sistêmica está relacionada a muitas condições letais, como câncer e doenças cardiovasculares.

Agora que você se empolgou, vou colocar um pequeno freio no seu entusiasmo. Grandes maratonistas e ironmen têm problemas de saúde: a imunidade, que melhora com exercícios moderados, pode diminuir com o exercício extremo. Superatletas têm mais carência de ferro, o que pode levar a uma anemia, pois o ferro está sendo incorporado no músculo. Isso sem falar de artrose, fraturas de estresse, distensões musculares etc.

A pergunta que não quer calar é: quanto ganhamos de vida com o exercício? Se você tiver 40 anos e fizer 150 minutos por semana, ganhará aproximadamente 3,4 anos de vida. E o maior ganho é na qualidade de vida.

Assim, saia do seu sedentarismo e pratique exercícios. Mas, como tudo na vida, sem exageros.

4

SANEAMENTO BÁSICO: ESTAMOS ENTRE O MELHOR E O PIOR DOS MUNDOS

Se você não sabe quais são os benefícios do saneamento básico, pois sempre que você abre a torneira vem água limpa e, após fazer o número dois, dá descarga e tudo vai embora, imagine se não dispusesse desses confortos.

Muita gente no mundo não tem acesso a saneamento e anda quilômetros para conseguir água limpa. Metade da população brasileira não pode dar descarga. Não é apenas uma questão de conforto. Os reflexos da ausência de água encanada e esgoto são imensos para a saúde. Sujeira atrai ratos. Ratos atraem doenças. Vamos citar apenas algumas dessas doenças que devastaram a humanidade. A peste bubônica ("bubão" vem dos gânglios ou íngua que ela causa) ou peste negra (pela cor que a pessoa adquiria) é causada por uma bactéria transmitida pela pulga que pica o rato e depois o homem. Na Idade Média, essa doença devastou a Europa. Cerca de um terço da sua população morreu. No Brasil, tivemos surtos até o início do século passado. A responsabilidade de seu controle recaiu sobre Oswaldo Cruz. O mesmo que sofreu com a Revolta da Vacina. Ele teve uma ideia, aparentemente genial, mas o tiro quase saiu pela culatra. Pagou 300 réis para cada rato morto que a população trouxesse. Consequência: muita gente começou a criar ratos para ganhar uns trocados. No fim, conseguiu controlar a epidemia que, além de tudo, afugentava navios estrangeiros, prejudicando a economia.

A leptospirose, outra doença, vem da urina do rato. Essa urina é alcalina, possibilitando a sobrevivência da bactéria, que de lá penetra na pele humana. Nas enchentes, os bueiros cheios de urina de rato transbordam e a urina penetra na pele de quem entrou em contato com essa água. Uma pessoa não transmite para outra porque a urina humana é ácida e mata a bactéria.

Doenças também podem ser transmitidas por fezes. É o caso do vírus da hepatite A. Isso acontece principalmente em praias, onde o esgoto é jogado no mar. Pessoas nadam no local contaminado e engolem água suja. Essa água pode conter também os famosos coliformes fecais, que nada mais são que as bactérias que habitam nossos intestinos. Em excesso, causam diarreias. Nas crianças, principalmente as desnutridas, é causa de enorme mortalidade.

Isso sem falar em epidemias mortais, como a da cólera. Essa doença causa a diarreia mais intensa que conhecemos. E a pessoa morre literalmente disso, por desidratação e problemas de eletrólitos, ou seja, sais minerais do corpo. Não dá tempo de repor. Existem camas com um buraco no meio para as pessoas evacuarem. Elas não conseguem se levantar. É dramático. Felizmente, hoje há tratamento para essa infecção.

Outra bactéria transmitida pela contaminação pelas fezes é a febre tifoide. Essa doença é uma marcadora da vergonha social. História tragicômica foi a de Mary Mallon, conhecida por Maria Tifoide, que no começo do século XX, por ser assintomática e cozinheira, contaminou centenas de pessoas. Foi condenada ao isolamento social eterno.

Mas existem também doenças mais silenciosas decorrentes da falta de saneamento: as verminoses. Essas pragas foram imortalizadas por Monteiro Lobato na figura do Jeca Tatu. A leseira do Jeca era por falta de ferro no cérebro, devido à perda crônica causada pelos vermes. Muitos médicos, erradamente, acreditam que era pela anemia. O ferro tem papel direto em enzimas cerebrais. Se repusermos ferro, o paciente melhora seu ânimo antes da melhora da anemia. Imagine uma criança assim. Como será seu rendimento escolar? Que chances ela terá neste mundo competitivo?

Estima-se que, para cada real investido em esgoto, quatro reais serão poupados no tratamento de doenças. Sabe-se que a mortalidade infantil cairá drasticamente. Que a expectativa de vida subirá. Poucas medidas têm tanto impacto na saúde de uma nação.

Então, por que não se universaliza o saneamento básico? Saneamento básico é definido como o conjunto de serviços, infraestrutura e instalações operacionais de abastecimento de água, esgotamento sanitário, limpeza urbana, drenagem urbana, manejos de resíduos sólidos e de águas pluviais. "Sanear" é uma palavra que vem do latim e significa "tornar saudável", "higienizar" e "limpar". Desde as primeiras civilizações, sabe-se da importância do saneamento básico. É bem verdade que se acreditava que o mau cheiro disseminava as doenças, os miasmas do lixo e dos pântanos. O nome *malária* vem daí: maus ares. Não se creditava aos mosquitos que vivem nos pântanos a transmissão da doença, mas ao cheiro em si.

Hipócrates é considerado pai da Medicina. A exemplo de Prometeu, que roubou o fogo dos deuses e deu ao homem, Hipócrates deixou de considerar as doenças uma punição dos deuses. Deu a Medicina ao homem e, com ela, as responsabilidades. Ele já pregava que, para se ter saúde, precisava-se de "bons ares, águas e lugares".

Na Babilônia, em Nippur, construíram-se as primeiras galerias de esgoto. No Egito Antigo, os palácios tinham água canalizada do Nilo. Na Índia, há 4 mil anos, grandes canos de argila levavam detritos das cidades para os campos, para adubar as colheitas. Na Grécia, enterravam-se as fezes longe das casas. O Império Romano desenvolveu complexos sistemas de abastecimento de água e esgoto. Havia as fontes públicas.

Porém, na Idade Média houve um grande retrocesso, e tudo foi por água abaixo – aliás, por água suja abaixo.

Já nas décadas de 1840 e 1850, John Snow, na Inglaterra, fez um brilhante estudo que lhe deu o título de pai da epidemiologia. Viu que a cólera, que matava dezenas de milhares de pessoas na cidade de Londres, tinha uma razão simples: duas captações de água eram feitas perto de esgotos e uma era

SAÚDE no cotidiano

feita longe. A população que tomava água dessa terceira fonte tinha muito menos cólera.

No Brasil, em 1561, Estácio de Sá, fundador da cidade do Rio de Janeiro, construiu um poço para abastecer a cidade. Os arcos da Lapa, que foram entregues em 1723, transportavam água do rio Carioca para o Chafariz. Entre o projeto e a inauguração, se passou um século. Não sei se a obra foi superfaturada.

Também no Brasil Império existia a triste figura do chamado "escravo tigre". Ele transportava as fezes dos senhores para longe da casa. No trajeto, essas fezes respingavam no seu corpo e queimavam a pele, dando o aspecto de tigre.

De lá para cá, muitas leis e poucas ações compõem o panorama trágico em que vivemos.

Quanto de água precisamos por dia? São dois contextos.

O primeiro aspecto são as necessidades básicas mínimas para higiene pessoal, banho, descarga, limpeza da louça e de casa.

Isso sem falar da agricultura e da indústria, que são as grandes consumidoras de água no mundo. A Organização Mundial da Saúde fala que, no mínimo, cada pessoa deva usar 110 litros por dia. No Brasil, gastamos cerca de 160 litros. Na Europa, são 200 litros por habitante. Porém, no semiárido nordestino, o consumo é abaixo de 100, mais próximo da África Subsaariana, onde o consumo é abaixo de 50 litros. No banho, gastamos 3,5 litros por minuto se o chuveiro for elétrico e até 9 litros por minuto nas duchas. Cada descarga gasta 10 litros (naquelas inteligentes, cai pela metade). Apesar de termos no Brasil 12% de todas as reservas de água do planeta, desperdiçamos mais de um terço de toda água tratada.

O outro aspecto é o fisiológico. Quanto devemos ingerir de água por dia?

Geramos água nas reações enzimáticas para produzir energia. Perdemos água no suor e na respiração. O balanço é negativo: menos 500 ml por dia. Urinamos o suficiente para eliminar as escórias do corpo. O mínimo aceitável de urina é de 500 ml. Ou seja, se urinarmos menos que isso, não conseguimos concentrar mais a urina e continuar eliminando o que precisamos. Ao urinar menos que isso, acumulamos as excretas no corpo. Assim, o mínimo que temos que tomar de líquidos é de 1 litro por dia (meio litro de urina e meio litro de suor e respiração). Porém, se quisermos dar uma folga para os rins, para que eles não tenham que concentrar a urina no máximo, temos que beber mais água que isso. Quanto seria o suficiente? Não há fórmula mágica, porque muita água também não é bom ingerir. Diluir os sais minerais no sangue pode levar a problemas sérios. Um bom parâmetro é que a urina esteja clarinha. Minha dica: ao urinar, veja a cor da urina. Se estiver clara, tome um copo de água. Se estiver escura, tome dois.

Pense agora, ao apertar a descarga do banheiro, o que está por trás desse simples gesto.

5

HIGIENE PESSOAL: QUANTO É IMPORTANTE?

Tomar banho, lavar as mãos, escovar os dentes. O Cascão do Mauricio de Sousa pularia este capítulo. Espero que você não faça isso, querido leitor.

Parece absurdo, mas, exatamente por praticarem esses bons hábitos, muita gente morreu. Na Idade Média, milhares de judeus foram mortos por pegarem menos a peste bubônica. Verificou-se que a incidência da peste era menor nesse povo. Hoje sabemos que não era por genética, ou por algum pacto com o demônio (como se imaginava na ocasião), mas por questões comportamentais, de higiene.

Dois costumes judaicos salvaram muitas vidas. Na preparação para o Shabat, o descanso semanal, o judeu toma banho e troca de roupas. Antes de fazer suas refeições ele reza e, para rezar, lava as mãos.

Assim, a religião, e não o conhecimento de bactérias, fez toda a diferença. Nas epidemias é que damos valor para a lavagem de mãos antes de comer e ao chegar da rua. Mas quanto tempo dura esse aprendizado? Parece que precisamos de reforços periódicos, a exemplo de certas vacinas, que reforçam nossa imunidade periodicamente.

Uma pesquisa feita em 2003 no Instituto de Tecnologia de Massachusetts, nos Estados Unidos, sobre a principal invenção da humanidade premiou a escova de dentes. Talvez quem deu o prêmio tivesse tido dor de dente. Quem já teve, devido à cárie chegar ao nervo, sabe do arrependimento de não se escovar os dentes diariamente por pelo menos dois minutos, duas vezes ao dia. Na Babilônia, usava-se um palito de ouro para remover restos alimentares dos dentes. Os egípcios antigos faziam escovas com galhos de plantas há 5 mil anos. Há 500 anos, os chineses amarraram pelo de porco a uma haste de bambu. Estas escovas de dentes primitivas, por serem de origem animal, ficavam cheias de mofo, contaminando as bocas. Além disso, eram compartilhadas por toda a família, piorando a situação.

No século XVIII, o britânico William Addis pegou um osso animal, furou-o e encheu-o de pelos de porco, colando-os. Em 1938, Robert Hutson substituiu o porco pelo náilon. O pai da higiene dental foi o doutor Alfred C. Fones, que na década de 1910 viu que as crianças, ao procurarem um dentista, tinham graves problemas dentários. Propagou a prevenção. Existem várias técnicas de escovação dentária: Bass, Bass modificado, Stillman, Stillman modificado, Charters, Fones, Pádua-Lima, oclusal etc. Todas funcionam se você escovar pelo menos duas vezes ao dia, principalmente após comer doces e antes de dormir. Associe a escovação, inclusive da língua, ao uso de fio dental e antissépticos bucais e sua boca estará saudável. Sabemos hoje que infecções bucais podem causar infecções no coração. A cárie nada mais é que uma infecção dentária, mas que não é tratada com antibiótico. As bactérias estão normalmente presentes na boca e digerem o açúcar, formando ácido. Bactéria e ácido formam a placa de tártaro que se adere ao dente. Esse ácido destrói o esmalte do dente, formando os orifícios, a famosa cárie. Quando o dano chega à dentina, camada abaixo do esmalte, começa uma dorzinha e uma sensibilidade ao frio. Quando a infecção chega à polpa, na qual está o nervo dentário, aí vem a dor intensa. Nossa saliva é uma grande aliada nessa luta, pois tem substâncias que matam as bactérias.

Por outro lado, o hábito de palitar os dentes com gravetos é fonte de grave infecção: a paracoccidioidomicose. Doença tão grave quanto o nome.

As novas gerações têm tido muito menos cáries por conta da água encanada, que já vem tratada com flúor. Mas, entre os mais velhos, sabemos que uma das principais causas de emagrecimento é a má dentição. Simplesmente não comem porque têm dor de dente ou porque a prótese não está bem-adaptada. Antes de se preocupar com um possível câncer como causa do emagrecimento do seu avô, veja como estão os dentes dele.

Tomar banhos frequentes é um hábito herdado dos nativos americanos. Os europeus, pelo frio ou pelo hábito, não faziam disso uma prática diária. Lavavam o básico (o que quer que seja isso).

Tomar banho pode evitar alguns problemas, mas não previne sarna, piolhos e carrapatos, cuja infestação se dá por contato direto com pessoas contaminadas. A falta de banho pode causar superproliferação de bactérias e fungos que habitam normalmente nossa pele e se alimentam da descamação das células que morrem. Essa degradação faz surgir "aquele" cheirinho. O excesso de banho também não é bom. A remoção da gordura da pele pode causar ressecamento, dermatites e fissuras que permitem que bactérias entrem no nosso corpo. Essa alteração da gordura mata as boas bactérias que nos protegem das mais agressivas. Água quente e muito sabonete são causas de coceira em peles sensíveis.

Portanto, nem muito nem pouco banho. Vamos cuidar do maior órgão do corpo humano, que é a pele.

O papel higiênico foi industrializado em 1857. Antes disso, os povos usaram muitos artifícios para a limpeza das áreas íntimas. Fato interessante foi o surgimento de uma doença misteriosa no Brasil Colônia e depois no Império. Era o maculo. Literalmente, o mal do culo (orifício anal). Era uma grave infecção que poderia levar ao óbito. Atribuiu-se ao hábito pouco saudável de higienizar-se com plantas após a evacuação. O tratamento era tão exótico quanto a doença: introduzia-se de tudo, mas o principal era o tabaco. Alguns pobres coitados sobreviveram. Essa doença foi de alguma maneira extinta. Nunca mais se soube dela. Conselho para hoje: troque o papel por ducha higiênica.

E a higiene coletiva?

Os médicos também disseminam infecções através das mãos não adequadamente lavadas, do estetoscópio, do avental de manga comprida, da gravata e até do telefone celular. Se você acha isso um absurdo, com o que eu concordo, lembre-se de que no passado era muito pior. Até metade do século XIX, antes do descobrimento de bactérias e sua relação com infecções, a roupa suja com sangue e secreções era sinal de experiência entre os cirurgiões. Sim, eles operavam com suas roupas costumeiras e imundas, assim como suas mãos, sem luvas e num local público, fazendo amputações sem anestesia, com seus materiais não lavados. A figura do médico usando roupa branca e raspando os próprios pelos (cabelo e barba), que temos em mente hoje em dia, vem de muito tempo, dos médicos egípcios e gregos antigos. Mas era mais um sinal de pureza que de assepsia. Mais uma vez houve um retrocesso nas Idades Média e Moderna.

O primeiro médico a fazer relação das infecções com a falta de limpeza foi Ignác Fülöp

Semmelweis, um húngaro, trabalhando em Viena. Lá havia duas enfermarias de obstetrícia. A que as parteiras cuidavam tinha muito menos infecções do que aquela em que os médicos atuavam, vindos das salas de autópsia, sem usar luvas ou se lavar. Semmelweis impôs, inicialmente, uma limpeza frenética das mãos e depois dos lençóis, e, assim, as infecções caíram drasticamente. Isso antes de descobrirem as bactérias. Recebeu tantas críticas de seus colegas, que morreu louco num sanatório. Joseph Lister, na sequência, em Londres, começou uma desinfecção das feridas cirúrgicas, e depois do ambiente cirúrgico, com ácido carbólico, que era usado nos esgotos da cidade. Nova queda das infecções. Mais tarde, William Stewart Halsted, do Hospital Johns Hopkins, devido a lesões de pele induzidas pela desinfecção da sala cirúrgica com ácido carbólico e fenol em sua enfermeira Carolina Hampton (com quem futuramente se casaria em 1890), mandou fazer luvas de borracha, as chamadas "luvas do amor", para ela e toda a sua equipe. Nova redução das infecções.

Por qualquer lugar que passamos existem bactérias potencialmente nocivas. Se fizermos testes em qualquer lugar público, veremos bactérias em todos os lugares. E no seu dia a dia? O ar-condicionado do seu escritório é higienizado diariamente? Pense nas bactérias que crescem naquela umidade... Existe uma em especial, a Legionela, cujo nome foi dado em homenagem a uma epidemia de pneumonia causada numa convenção de legionários, vinda do ar-condicionado. E o carpete? Com que frequência os ácaros que causam alergias, são retirados?

Que cuidados você tem ao entrar em contato com lugares em que outros mexeram: teclados dos computadores, corrimão de escadas, transporte público... Portanto, sem desencadear o seu transtorno obsessivo-compulsivo (TOC), sugiro que lave sempre muito bem as mãos.

6

CIGARRO: UMA ARMA DE DESTRUIÇÃO EM MASSA COM MENOS DE 10 CM

O tabaco foi, com a sífilis, a retribuição dos nativos americanos aos exterminadores europeus. Os nativos foram dizimados rapidamente pelos europeus, na tentativa de escravidão, ou simplesmente pela conquista, usando mosquetes, a varíola, o sarampo e outras viroses. Já os europeus ainda hoje morrem lentamente pelo uso do cigarro.

Jean Nicot, embaixador da França em Portugal, curou-se de uma úlcera na perna com o tabaco. Entusiasmado, enviou à rainha Catarina de Médici, que o usou para curar sua enxaqueca. O petum, como era chamada a planta, passou a ser chamado de "erva da rainha", "erva mediceia" ou "catarinária". Chegou-se a catalogar 59 doenças que poderiam ser curadas com o fumo. O nome *nicotina* foi uma homenagem ao embaixador. Eu dispensaria essa deferência.

Até uma parte de seu corpo recebeu o nome por causa do cigarro. Faça um positivo com a mão. Entre o polegar e o punho existe uma depressão. Seu nome: tabaqueira anatômica. Ali se colocava o rapé.

Além do enorme estrago do cigarro, vou lembrar de uma propaganda na televisão que marcou época entre os sessentões: Gerson, jogador da seleção brasileira de futebol de 1970,

ao fumar seu
Vila Rica, falava:
"Gosto de levar
vantagem em tudo,
certo?". A "Lei de
Gerson", que nunca
foi promulgada, mas
sempre funcionou, fala-
va de pessoas "espertas",
mesmo que à custa do pró-
ximo. Nada honroso para o
grande meia do futebol...
Dizem que a letra origi-
nal de "Corcovado", de Tom
Jobim, dizia: "um cigarro e um
violão [...]". Felizmente, João
Gilberto modificou-a para "um
cantinho, um violão [...]".
Vou ser direto: seja na forma de
cigarro, charuto, cachimbo, rapé ou
narguilé, todos fazem mal. Não se ilu-
da com o narguilé, dissolvido em água.
Numa roda de horas, equivale a fumar
maços inteiros. Um cigarro de palha equivale a seis cigarros industrializados.
Tabagismo é uma doença, uma pandemia e a maior causa de mortes e adoecimento

evitável do mundo. São 5 milhões de mortes anuais, ou seja, 1 em cada 10 de todas as mortes da humanidade. Metade dos tabagistas morrerá devido ao cigarro.

No século XX, o cigarro matou 100 milhões de pessoas, mais que todas as guerras somadas.

O tabagismo passivo também é um grande problema de saúde pública. É a segunda causa de câncer de pulmão. Imagine, paciente leitor, você numa sala de 10 m^2 com um tabagista. A cada três cigarros que ele fuma, você fumará, por tabela, um cigarro. O Brasil ostenta no seu brasão da República uma estrela central repousando sobre duas plantas: à direita, o café e, à esquerda, o fumo florido. Mesmo assim, demos um grande exemplo: com a proibição de fumar em locais públicos, as fotos intimidadoras nos maços e a elevação do preço, o tabagismo caiu drasticamente. Hoje, menos de 10% da população é fumante. A queda foi maior entre os mais velhos.

Por que parar de fumar se o cigarro te acalma, faz seu intestino funcionar e a abstinência te fará engordar? O tabagista, ao parar de fumar, ganha tanto mais anos de vida quanto mais cedo parar. Assim, respectivamente, parando-se aos 60, 50, 40 ou 30 anos, ganha-se 3, 6, 9 ou 10 anos de vida. Uma pessoa que fuma 20 cigarros por dia dá cerca de 200 tragadas. Isso significa que o fumante recebe 73 mil estímulos cerebrais de nicotina por ano, além de estar inalando entre 2.000 e 2.500 substâncias tóxicas diferentes. Daí a forte dependência. É mais fácil um usuário largar várias drogas ilícitas do que um fumante abandonar o cigarro.

SAÚDE no cotidiano

Após a tragada, a nicotina chega aos pulmões, onde é absorvida pelos vasos sanguíneos; em sete segundos, chega ao cérebro. Lá causa a sensação de bem-estar e acalma a vítima. Em pouco tempo, o cérebro acostuma-se a funcionar com a nicotina, fazendo com que o fumante, assim como os demais viciados, tenha de consumir a droga sempre. Se você está chocado, me desculpe, não quero chocá-lo. Quero aterrorizá-lo! Quero fazê-lo pensar que, além de doente (e você não é um sem-vergonha, fraco de caráter ou outras denominações que já cansou de ouvir), você foi induzido a fumar, é manipulado por drogas do interior do cigarro e é parte de um batalhão de inocentes úteis que, em troca de anos de vida e sofrimento, enche os bolsos da indústria do tabaco e dos governos (por meio dos impostos). Governos não se dão conta de que o dinheiro arrecadado é muito menor do que vai se gastar com saúde e perda de mão de obra. Na verdade, até pensam nisso, mas o dinheiro dos impostos é arrecadado agora e o prejuízo à saúde é problema para depois... Por isso, a política deve ser de Estado, e não de um governo isolado. Em 2015, arrecadavam-se 12,9 bilhões de reais com impostos sobre o cigarro e 56,9 bilhões eram perdidos tanto em gastos com tratamento de doenças relacionadas ao tabagismo, quanto em dias não trabalhados.

Você pode fazer suas contas. Há quantos tempo você fuma? Quantos cigarros por dia? Qual é o preço de cada carteira? Se tivesse investido esse dinheiro? Você, sem dúvida, terá fumado, em reais, o preço equivalente entre um carro e uma casa. Ou, no mínimo, em algumas excelentes e relaxantes viagens...

Não vou torturá-lo com os cânceres causados pelo cigarro, nem os infartos e derrames, nem os problemas vasculares ou enfisema. Vamos abordar agora como parar de fumar.

Os 5 "As" da língua inglesa nos resumem uma estratégia que tem grande eficácia no abandono do vício:

1. *Ask*. Sempre será perguntado sobre o vício.
2. *Advise*. Sempre será aconselhado a parar, numa linguagem que te tocará.
3. *Assess*. Você está disposto a parar de fumar?
4. *Assist*. Receberá apoio para essa decisão. Incluindo remédios.
5. *Arrange*. Terá o apoio depois que parar.

Existem fases no processo de largar um vício e, de acordo com cada uma, o médico vai adotar uma estratégia:

1. Pré-contemplativa. Você não está preparado e fica incomodado ao se mencionar o assunto. Aqui, eu vou te falar sobre

as vantagens
de parar de
fumar. Vou te
dar informações
técnicas. Vou bus-
car aliados no seu
meio. Essa fase dura
entre 6 e 24 meses.

2. Contemplativa. Você
já pensa em parar de
fumar, porém vê gran-
des problemas para fazer
isso. Aqui, eu vou reforçar
suas boas ideias e fazer você
se imaginar sem o vício. Dura
6 meses.

3. Preparação. Você está decidido
a parar com o vício. Vou reforçar
que a decisão é importante e que
você não precisa ter medo se falhar.
Estarei a seu lado. Dura 1 mês.

4. Ação. Vamos parar, finalmente. Recebe-
rá meu apoio e dos que estão a seu lado.
Falhar nessa fase é relativamente comum.
Vamos em frente. Dura entre 1 e 6 meses.

5. Manutenção e recaída. Estamos no caminho, mas a guerra não acabou. Agora você

SAÚDE no cotidiano

pode ir sozinho. Cuidado com a autossabotagem. Dura entre 7 e 24 meses.

É uma longa jornada para aumentar sua qualidade e quantidade de vida. Temos, é claro, um arsenal de drogas para ajudar, exceto o cigarro eletrônico. O cigarro eletrônico tinha me seduzido quando foi lançado. O argumento era minimizar danos, pois a vítima só usaria a nicotina, altamente viciante, mas não as outras milhares de substâncias, incluindo as cancerígenas. Tal era o argumento para essa nova armadilha da indústria do tabaco. Agora se sabe que o cigarro eletrônico introduz jovens ao vício. Fique fora dessa. A jornada de quem quer parar de fumar não é fácil. Como para qualquer droga, o índice de sucesso é de cerca de 50%. Mas é uma guerra que vale a pena ser travada. Monte um exército competente e tenha boas armas. O inimigo já conhecemos.

7
VIOLÊNCIA: AS JOVENS VÍTIMAS

As violências são a principal causa de mortes entre os jovens. Estamos falando de mortes no trânsito e mortes por arma de fogo. Antigamente, eram as guerras. Hoje trocamos as guerras nacionais pelas individuais.

As mortes violentas estão
entre as principais causas de
anos perdidos da nossa população. Explico: vamos supor
que a expectativa de vida de
uma população seja de 80 anos.
Morrem 10 jovens de 30 anos
por violência e 50 pessoas por
câncer aos 70 anos. No primeiro
grupo, foram perdidos 500 anos
(80-30)x10. No segundo grupo,
(80-70)x50, ou seja, os mesmos
500 anos. É uma maneira de
contabilizar perdas, sem juízo
de valores em relação à importância do jovem ou idoso. Assim,
mortes violentas só perdem para
doenças cardiovasculares em termos de anos perdidos no Brasil.
Medidas simples têm um
grande impacto, como o uso do
cinto de segurança, o capacete
dos motoqueiros, a cadeirinha
infantil bem-posicionada no
automóvel, carros mais segu-
ros, com *airbag* universal, proteção do pedestre com o respeito

à faixa de pedestres, que deveria estar em todas as ruas, assim como semáforos inteligentes. O respeito aos ciclistas e motociclistas deveria também fazer parte da cidadania no trânsito. A posse de arma de fogo é outro assunto muito controverso. A liberdade individual de um lado e, do outro, as estatísticas de aumento de eficácia no suicídio, dos acidentes domésticos, das brigas no trânsito e nos bares causando mortes. Uma grande mudança poderia ser feita com a melhoria da segurança pública. Se cada cidadão se sentisse seguro, não haveria a sensação da necessidade de se armar. Isso sem falar do controle do segundo mais lucrativo negócio ilegal, que é o contrabando de armas.

São mais de 65 mil brasileiros mortos todos os anos pela violência, em grande parte devido ao tráfico de drogas. São 2 milhões de mortes anuais causadas diretamente pelo uso de drogas, excetuando-se o tabaco. Entre elas estão o álcool (47%), opioides (24%), anfetaminas (7%), canabis (5,5%), cocaína (2,9%) e outras drogas ilícitas (13,4%). O álcool é um depressor do Sistema Nervoso Central. Isso quer dizer que, com doses pequenas, ele inibe sistemas depressores, ou seja, deixa a pessoa desinibida. Com doses maiores, ele vai realmente rebaixando a consciência da pessoa até levá-la ao coma. No momento de desinibição é que a violência pode aflorar. É nessa fase também que, ao dirigir, os reflexos da pessoa diminuem e ela se mata, além de matar o outro. É também nessa fase que começam as brigas em bares ou em casa, levando à violência. O álcool, em longo prazo, causa enormes prejuízos à saúde quando ingerido acima de três doses por homens e duas por mulheres. São exemplos de danos causados por ele: cirrose, pancreatite, anemia, carência vitamínicas, problemas cardíacos e até quadros demenciais. Não se pode subestimar os males que o álcool tem provocado. Contudo, são as drogas ilícitas que mais geram discussões acaloradas. A maconha é a droga ilícita mais usada no mundo. Estima-se que mais de 150 milhões de pessoas são usuárias dessa droga. Outras tantas devem ser mentirosas. As substâncias mais conhecidas nessa planta são delta-9-tetra-hidrocanabinol (THC) e canabidiol (CBD), porém existem mais de 60 substâncias chamadas "canabinoides". O THC é o que causa os efeitos psíquicos, como agradável euforia e relaxamento, acentuação dos estímulos sensoriais (como ver cores mais brilhantes), risos imotivados, alterações

SAÚDE no cotidiano

da percepção do tempo e aumento de apetite. Porém, nem sempre as experiências são boas. Muitas pessoas, principalmente as que consomem grandes quantidades ou os iniciantes, podem desenvolver ansiedade, medo e ataque de pânico. Outros desenvolvem sintomas psicóticos agudos, que incluem alucinações, delírios e uma perda do senso de identidade pessoal. Algumas poucas pessoas desenvolvem sintomas psicóticos crônicos e até esquizofrenia. São provavelmente aquelas que já tinham essa propensão, aliada ao início precoce do uso. Ou seja, algo que poderia ser recreacional pode ser muito ruim ao rendimento escolar do usuário.

A concentração do THC na planta aumentou de 4% na década de 1990 para 15% em 2018. A maconha pode causar dependência, sim. Cerca de 9% dos usuários de maconha vão desenvolver dependência, subindo para 17% naqueles que se iniciam nessa droga na adolescência. A maconha, a exemplo do álcool, altera o julgamento, a coordenação motora e o tempo de reação, levando a acidentes de carro. Quem usou maconha tem o dobro de chances de ser culpado por acidentes fatais em relação a quem não usou. Apesar de tudo isso, o CBD tem uso medicinal, como melhora de enjoos, controle de convulsão, aumento do apetite em pacientes com câncer e aids, além do controle de alguns tipos de dor e contratura muscular na esclerose múltipla. Melhora também o glaucoma. Porém, a via medicinal não é a inalatória, e o produto não tem THC, responsável pelos efeitos psíquicos.

A cocaína, originária dos povos andinos, era um remédio muito comum em todo o mundo no início do século XX. Era um potente analgésico que, pingado nos olhos, poderia

SAÚDE no cotidiano

permitir operar catara; se pince-
lado na laringe, curava a tosse
da coqueluche; nos dentes, permitia extração das raízes nervo-
sas; nas amígdalas, permitia sua
extração, além de ter sido usado
contra vômitos da gravidez. Era o
equivalente do anestésico lidocaí-
na, muito usado hoje em dia. Até
a fórmula inicial da Coca-Cola
continha cocaína, porém as pessoas começaram a se viciar e foi
constatado que a medicação não
era isenta de riscos para a saúde.
A cocaína é misturada com
um antigo vermífugo, o leva-
misol, que pode causar grandes
danos para a produção de células sanguíneas. O crack é um
derivado mais barato da cocaína. Na sua preparação, a cocaína é misturada com bicarbonato
de sódio; quando aquecidos,
seus cristais fazem um estali-
do característico: "crack".
A cocaína pode ser usada
via inalatória, nasal ou injetá-
vel, com grande absorção tanto

por mucosas quanto pelos pulmões. Seu efeito prazeroso está na ação sobre transmissores centrais, como a serotonina e a dopamina. É uma droga que ativa a adrenalina, dando grande euforia e, no extremo, pode causar convulsões e coma. Aumenta também o trabalho cardíaco e contrai as coronárias, podendo causar infarto em jovens. Para suprir esses pobres dependentes, o comércio mais lucrativo que existe se desenvolve gerando muita violência. No Brasil, o negócio da droga gira 15,5 bilhões de reais por ano e, no mundo, em torno de 320 bilhões de dólares. Estima-se que um quarto dos presos no Brasil esteja encarcerado devido ao tráfico de drogas. E a guerra contra a droga mata mais que a própria droga.

Porém, a violência extrapola esses pontos. Estou falando da violência doméstica. Não só a violência contra a mulher,

provocada pelo homem, biolo-
gicamente mais forte; da violência contra a criança pelos
pais, da violência contra os idosos por aqueles que deveriam
cuidar deles. Há também a violência nas escolas, o *bullying*,
a formação de *gangs* nas suas
formas mais agressivas ou mais
sutis. Há violência racial, sexual,
ideológica e tantas outras que o
Homo sapiens tem praticado em
toda a sua história.

O preconceito não é novi-
dade na história humana. Mas
é inaceitável que com tanta in-
formação ao alcance de todos,
ele não apenas subsista como se
converta em ações. De fato, ele
está aí, exteriorizado, e é mais
um fator de violência, desde
essa mais branda, discursiva,
até a outra que provoca mortes.
Preconceito quase todo mundo
tem. A civilidade é responsável por impedir de transformar
preconceito em algo ainda pior:
a discriminação.

8

VACINAS: TEMOS O DIREITO DE CORRER O RISCO E AINDA TRANSMITIR?

Poucas ações na História tiveram tanto impacto para reduzir mortalidade quanto a vacinação. Seu custo-benefício é fantástico.

Sim, os adultos jovens e idosos têm que se vacinar. Não apenas as crianças.

Existe um calendário para as vacinas específico para a vida adulta e velhice. Temos a tríplice viral (sarampo, rubéola, caxumba), contra HPV, antitetânica (com difteria), antigripal (incluindo o H1N1), antipneumocócica, antizóster, antiamarílica (febre amarela), anti-hepatite B, antimeningite, ou seja, um grande arsenal para evitar doenças que podem matar.

O Brasil foi exemplo mundial de vacinação em massa, utilizando o Sistema Único de Saúde e a propaganda governamental. Pessoas mais velhas cresceram com a imagem do Zé Gotinha, em analogia às gotas da vacina Sabin contra poliomielite criada em 1960 e que quase erradicou a doença do país.

A varíola é o grande exemplo de que uma ação global pode erradicar totalmente uma doença. O nome *varíola* vem do latim *vari* e significa "irrupção de botões"; *varius* são "indivíduos com o rosto recoberto de manchas". Os acometidos tinham o rosto "bariolado" ou "variolado". Popularmente, no Brasil, essas lesões eram as bexigas, que originou o nome popular do bairro da Bela Vista, em São Paulo.

A varíola matou mais de 300 milhões de pessoas no decorrer da História. Em epidemias, 20% a 40% dos infectados morriam, e foi a maior causa de mortalidade infantil durante anos. Entre os nativos americanos, matou 75% dos infectados.

O início da vacinação começou, na verdade, com a variolização, que consistia em pegar pústulas de doentes e, com uma agulha, inoculá-las em pessoas saudáveis. Em 1777, George Washington instituiu a variolização no exército, depois da devastação ocorrida com os soldados durante a Guerra da Independência.

A vacinação difere desse método, pois, enquanto na variolização o material é retirado de pústulas humanas, na vacinação, o processo de induzir a formação de anticorpos originalmente veio da vaca (de onde vem o nome "vacina").

Edward Jenner, em 14 de maio de 1796, o médico rural inglês, examinou as mãos da ordenhadora Sarah Nelmes. Nesse momento, lembrou do conselho de seu mestre: "Não pensa, experimenta, com paciência e meticulosidade". Retirou material das lesões de Sarah e injetou-o no braço do jovem de 8 anos James Phipps, que desenvolveu erupções. Em 1º de julho de 1796, injetou material de pessoa atacada por varíola no jovem, que não desenvolveu a doença. A *cowpox* protegia contra a *smallpox*.

Em 1980, a ONU declarava a varíola extinta da terra, menos de 200 anos depois de feita a vacina.

Entretanto, um duro golpe iria criar um debate que poderia ter sido evitado. A vacinação contra sarampo, rubéola e caxumba teve um grande declínio no mundo após uma publicação na revista *Lancet* em 1998. A revista errou ao aceitar o artigo de Andrew Wakefield, que descrevia que algumas crianças, segundo relato dos pais e médicos, pioraram de seu autismo após a vacinação. O artigo, com grave equívoco metodológico, teve um impacto absurdo contra a vacinação, mesmo tendo sido banido posteriormente. A distorção foi tão grande, que se espalhou a notícia que poder-se-ia inclusive causar autismo em crianças sem esta condição. Wakefield foi acusado de fraude deliberada e teve sua licença médica caçada. A alegação para eventual causa de autismo seria o mercúrio no Thimerosal, estabilizante de algumas vacinas. Vários outros artigos desmentiram essa associação da vacina ao autismo, porém o mal estava feito.

Ao contrário do que se pensava, o sarampo não faz parte das doenças benignas da infância. Antes da vacina, matava

SAÚDE no cotidiano

mais de 2 milhões de crianças por ano, porque o vírus causa depressão imunológica, que predispõe a complicações bacterianas. Com a vacina, disponível desde 1963 na Europa, o número de mortes caiu para 139 mil em 2010.

Só conseguiremos extinguir o sarampo da face da Terra quando todos forem vacinados (na verdade, 95% da população). A transmissão dele é altíssima: 1 pessoa contamina em média 18 outras.

No Brasil, que já foi considerado modelo de vacinação, o sarampo voltou. Desinformação associada a postos de saúde que abrem apenas em horário comercial (as mães perdem dia de trabalho para vacinar seus filhos) e falta de campanhas governamentais são os principais fatores. O vírus agradece.

A poliomielite é outra doença que também poderia estar extinta. No Brasil, o último caso relatado foi em 1990. Dessa feita, outros fatores influenciaram: Osama bin Laden.

A história foi publicada no *Guardian*, na revista *Science* e pelo Dr. Dráuzio Varella. Esse inacreditável episódio me faz cada vez mais acreditar em teorias da conspiração.

"Era uma vez uma meia-irmã de Bin Laden que morreu nos EUA, em Boston, em 2010. Guardaram seu material genético. Anos depois, souberam que o maior terrorista vivo estava escondido numa região no Paquistão. A CIA forjou uma campanha de vacinação contra hepatite B e colheram material genético de todas as crianças da região. Bingo: acharam uma compatível com aquele material genético guardado. Seguiram a criança e acharam o esconderijo, matando o terrorista". E viveram infelizes para sempre, porque, desde então, as campanhas de vacinação são rejeitadas e até há relatos de profissionais da saúde mortos naquelas regiões.

O número de casos mundiais de poliomielite caiu de 350 mil em 1988 para 650 em 2011. A doença persiste apenas no Paquistão, no Afeganistão e na Nigéria. No Brasil, também temos uma história bem triste, mas com final feliz: a Revolta da Vacina, em 1904. Osvaldo Cruz era o equivalente a ministro da Saúde de hoje. O Rio de Janeiro, capital do país, estava se modernizando. Queriam ampliar as avenidas, a exemplo de Paris, e os cortiços foram derrubados, levando a população para os morros, começando as favelas. A crise econômica era intensa. Somando-se a isso, a população foi obrigada a se vacinar contra a varíola, doença que matava 400 mil pessoas por ano. Os agentes entravam à força nas casas, arregaçavam as mangas das senhoras pudicas e aplicavam a vacina. Ação certa, do jeito errado. Conclusão: uma verdadeira revolta com mais de 50 mortos, 100 feridos e centenas de presos. Os cadetes, que estavam descontentes, aproveitaram o movimento, e estado de sítio foi decretado pelo presidente Rodrigues Alves. Final feliz: o número de casos da varíola despencou no Brasil e as pessoas voluntariamente começaram a se vacinar.

A vacina contra o HPV foi um dos grandes saltos da ciência. Sabemos que o câncer de colo de útero está intimamente relacionado ao papilomavírus humano, aquele que dá uma verruguinha genital. Estima-se que, se toda a população for vacinada, meninas e meninos, esse câncer será praticamente extinto. No Brasil, 16.500 casos novos de câncer de colo de útero são diagnosticados por ano, a maioria pelo exame de papanicolaou. A maior parte das 6 mil mortes poderia ser evitada com a vacina. No mundo, são 570 mil casos por ano, com 311 mil mortes O uso de preservativos pode diminuir muito o contágio desse vírus. A vacina tetravalente confere proteção contra os tipos 6, 11, 16 e 18 do HPV. Os dois

SAÚDE no cotidiano

primeiros causam a verruga e os dois últimos são responsáveis por 70% dos cânceres de colo de útero. Lembre-se de que quem transmite à mulher, em geral, são os homens, portanto ambos têm que se vacinar.

Nem todas as vacinas são feitas da mesma maneira. Isso faz com que algumas pessoas com baixa imunidade, por estarem com câncer, ou recebendo certos medicamentos que baixam a resistência, não possam receber vacinas como a de febre amarela ou a tríplice viral, entre outras. Essas vacinas são produzidas com vírus atenuados, ou seja, vivos, apenas um pouco "atordoados". Por estar com baixa imunidade, podem ser vítimas da doença que as vacinas deveriam, exatamente, evitar. O que fazer então? O que a Medicina não resolve, a cidadania pode resolver. Ou seja, se os que podem se vacinar se vacinarem, a sociedade protegerá seus vulneráveis.

9

VITAMINAS: VITAIS OU APENAS PROPAGANDA?

Tomar vitaminas faz bem. Sim, principalmente para quem as fabrica e quem as vende.

A indústria bilionária da vitamina agradece. Já reparou quem são seus garotos-propaganda? Quanto eles devem ganhar? Reveja os comerciais e imagine quão lucrativo é esse comércio.
Vitaminas do complexo B (B1, B3, B6, B12), A, C, D, E, K etc. são fundamentais para a vida, daí o nome "aminas vitais", ou vitaminas. Porém, bastam as pequenas concentrações que uma dieta minimamente diversificada consegue repor.

A casca do arroz impede o beribéri, doença neurológica e cardíaca causada devido à falta de tiamina ou vitamina B1. Foi descoberta em galinhas do exército holandês na Sumatra. Na falta de ração, as galinhas comiam o arroz polido dos militares e desenvolveram a mesma doença dos acometidos já no Egito Antigo. Não era doença infecciosa, como se pensava no início, mas sim carencial. Hoje sua carência é vista em pacientes com problemas com álcool que não se alimentam bem.

O complexo B envolve muitas outras vitaminas:

B1: tiamina
B2: riboflavina
B3: niacina
B5: ácido pantotênico
B6: piridoxina
B7: biotina
B9: ácido fólico
B12: cobalamina

Destaco a B12, cuja carência não é rara. O vegano tem uma única falta de vitamina, que é a cobalamina. Mas, como ela fica vários anos no corpo, só um vegano estrito de anos sofrerá sua falta. O principal sinal de sua carência é um tipo de anemia, chamada de megaloblástica. Basicamente, a vitamina B12 é fundamental na divisão do DNA. Assim, sua carência vai se manifestar nas células que se dividem mais rapidamente: células sanguíneas, de pele e mucosas. A sua falta, em idosos, pode levar a um quadro de pseudodemência.

O ácido fólico entra na mesma categoria da B12, sendo fundamental para a divisão celular. Porém, ele não se encontra na carne, mas nos vegetais. Seus estoques no corpo são menores do que os da vitamina B12, e várias situações clínicas podem causar sua deficiência, como as anemias hemolíticas, que consomem rapidamente essa vitamina, além de medicações que dificultam sua absorção pelo corpo.

A B7, ou biotina, está muito na moda. Dizem (não encontrei estudos bem-feitos) que diminuem a queda de cabelo. Quem me conhece, sabe que esse assunto para mim é secundário. Sou calvo.

A vitamina A está presente no leite e na manteiga, entre vários outros alimentos. É muito improvável que você tenha a cegueira noturna por falta de sua ingesta. A vitamina C foi alvo de muita discussão envolvendo o ganhador de dois prêmios Nobel, o dr. Linus Pauling, que afirmava que ela aumenta a imunidade, prevenindo até o câncer. Se você não for um marinheiro do século XVIII, que fazia viagens longas, sem consumir limões ou laranjas frescas, é improvável que suas gengivas sangrem ou que seus dentes caiam por falta dessa vitamina. O nome *escorbuto* vem do dinamarquês *shorbeet*, ou holandês *shorbeck*, que significa "laceração", "úlcera de boca". Quanto a evitar câncer ou infecções, nada confirmado. Na dúvida, aconselho a tomar suco de laranja periodicamente.

Chegamos à maior polêmica da atualidade: a vitamina D. Ela é muito útil na absorção do cálcio no intestino e fortalecimento dos ossos. Sua utilidade para mulheres menopausadas começa a ser questionada, mas sua reposição ainda pode ser feita. O problema são as ações extraósseas dessa vitamina. De todas as suas ações sugeridas, ou seja, prevenção de câncer, imunidade, hipertensão, diabetes, equilíbrio e quedas, esclerose múltipla etc., nenhuma tem sustentação científica sólida. Muitos são estudos observacionais, isto é, se associa a uma doença e sua falta. Não dá para afirmar que seja a causa. Assim, um doente com câncer tem menor nível de vitamina D. Não é a falta de vitamina D que causa o câncer, mas o paciente com câncer não toma sol e tem os níveis de vitamina D mais baixo. Não adianta repor via comprimidos para evitar essas doenças. A vitamina D pode ser reposta com o Sol. Tomar banho de Sol (aquele forte do meio-dia) sem protetor solar por apenas dez minutos é suficiente para a maioria das pessoas.

Esses médicos... Então é para tomar Sol sem protetor e ao meio-dia?

Sim, por dez minutos. A rigor, um terço do tempo que você levaria para ficar vermelho ao se expor ao Sol (claro que isso varia de acordo com a tonalidade da pele). Uma observação na Austrália, há anos, originou toda a polêmica. Havia uma incidência grande de câncer de pele. A população foi orientada a usar protetor solar e evitar Sol. Conclusão: começou uma epidemia de hipovitaminose D. E como você deve fazer? Mais uma vez recomendo moderação: nem muito, nem pouco Sol.

A carência do ácido nicotínico, chamada de "pelagra", ocorre em pessoas

SAÚDE no cotidiano

97

muito desnutridas e se caracteriza pela tríade: demência, dermatite e diarreia. É também conhecida como vitamina G. Pularam o F.

A vitamina K é fundamental na coagulação sanguínea. O mais antigo anticoagulante que usamos até hoje age justamente inibindo essa vitamina. A varfarina, indicada para combater tromboses, foi usada inicialmente para combater ratos. Sim, o veneno colocado na ratoeira fazia o rato sangrar até morrer. Lembre-se que a diferença entre remédio e veneno está no detalhe. Ou na porção.

Como você viu, muitas vitaminas precisam ser repostas no corpo. Porém, tomar vitaminas porque você está cansado, impotente ou preocupado com sua idade é um desperdício de dinheiro. Esses problemas podem ser abordados de outras maneiras, mais eficientes.

10
AUTOMEDICAÇÃO: PROBLEMA OU SOLUÇÃO?

Imagine a seguinte situação: você tem enxaqueca. Toda vez que não dorme direito ou que bebe vinho tinto, começa, após horas, uma dor intensa do lado esquerdo do crânio, latejante, a luz atrapalha e você fica com enjoo. Toma um remédio e ela some em cerca de duas horas. Ontem você bebeu até tarde e nem conseguiu levantar por causa da dor de cabeça.

Você procurará um médico? Provavelmente não. E acho que não deve procurar médico. Isso é automedicação. Então, nem sempre é maléfica. Outro exemplo: você é mulher e tem cerca de duas infecções urinárias por ano. Toda vez que tem relações sexuais mais intensas, começa uma irritação na hora de urinar e urina de pouquinho em pouquinho. Você liga para seu médico, e ele, sem fazer exames, te dá um antibiótico em dose única. Aconteceu de novo isso e você tem o antibiótico em casa. Seu médico está de férias. Tomar ou não tomar? Tomar, sim. Nesse contexto, de uma infecção urinária do tipo cistite não complicada, em mulheres sem fator de risco para alguma gravidade, o médico pode tratar sem pedir exames. O médico é autorizado, mas e o próprio paciente?

Terceiro exemplo: está com dor de garganta e vai à farmácia. Lá, seu amigo olha sua garganta, vê pus e te aplica uma penicilina nas nádegas. Errado, não é? Mas esse tipo de ação fez com que caíssem drasticamente duas complicações de infecções por estreptococos: a nefrite e a febre reumática.

Isso só para começar a te dizer que sou contra a automedicação.

Você não entendeu nada, não é mesmo?

Vamos lá.

Para analgésicos e antitérmicos que você sempre usa, tudo bem, pode continuar usando. Mas existem alguns sinais de alerta que você tem que seguir e daí procurar um médico.

Dor de cabeça – tem febre? É mais forte que de costume? É diferente que de costume? Está sonolento? Tem vômitos? Tem formigamento ou fraqueza de braços ou pernas? Caso positivo, você terá que procurar um médico.

Dor nas costas – tem fraqueza ou formigamento de pernas? Tem febre? Aparece em repouso?

Caso positivo, você terá que procurar um médico

A automedicação tem íntima relação com a educação populacional sobre saúde. Tanto para usar medicações específicas, quanto para ir imediatamente a um serviço médico. Isso independe de classe econômica, é questão de cultura em saúde. Temos que educar a população. Campanhas são fundamentais. Mas as sérias. Houve uma besteira divulgada anos atrás sobre o autoexame da mama. Não tem nenhum valor. Temos agora uma campanha sobre urgência para o derrame, vulgo acidente vascular encefálico. Essa é bem melhor.

Portanto, a discussão não é somente sobre tomar ou não remédio.

O acesso ao nosso serviço de saúde, que teoricamente é universal, não é tão rápido. Além disso, muita gente perderá o dia de trabalho.

Medicações têm efeitos colaterais e são muito frequentes no dia a dia. Muitos são os fatores que podem causar ou intoxicação, ou perda da ação de um remédio.

Interação medicamentosa – quando você acrescenta um remédio a outros que já toma, o potencial de interações entre eles não é pequeno.

Um grande exemplo é o uso de anticoagulante oral, tipo varfarina (aquele veneno de rato). Muitos remédios atuam aumentando ou diminuindo seu efeito. Ou seja, você pode sangrar ou ter complicações daquilo que você quer evitar (tromboses ou embolias). Antiácidos, por sua vez, interferem em uma grande quantidade de outros remédios. Não é raro pessoas, sobretudo idosos, usando dezenas de comprimidos todos os dias.

Os medicamentos são absorvidos e eliminados do corpo. Parece óbvio, mas nem todo mundo lembra que, quando você tem uma diarreia, ele pode não estar sendo absorvido. Ou, ainda, você não sabe que certos alimentos impedem sua absorção. Por outro lado, problemas hepáticos ou renais fazem com que medicamentos não sejam adequadamente eliminados, causando um aumento de sua ação. Um exemplo é a insulina, que, numa insuficiência renal,

tem sua ação
aumentada. Ou
seja, um diabético
melhora seu contro-
le quando entra em
insuficiência renal. Isso
que eu chamo de boas e
más notícias.

Várias dúvidas sobre o
uso de medicações não são
respondidas pelos profissionais
da saúde:

Vou morrer se tomar remédio
fora da validade? Na verdade, existem estudos que demonstraram que
quase todos os remédios têm validade
muito maior que aquela escrita na cai-
xa. Valem por anos após a validade oficial.
Isso faz parte de cuidados excessivos? De ga-
nância da indústria farmacêutica? Incompe-
tência das agências reguladoras? Todas as
anteriores! Portanto, no mínimo, não se
desespere quando vir que a validade
era até o mês passado. Mas, como
regra, enquanto esperamos por

SAÚDE no cotidiano

mais estudos, use apenas remédios válidos.

Posso tomar antibiótico com álcool? Pessoas que bebem socialmente (e não são muito sociáveis) não devem ter problema com isso. Quando a pessoa bebe bastante, duas situações podem ocorrer: ou o fígado está muito prejudicado para metabolizar o remédio, aumentando assim sua ação, ou o fígado está trabalhando muito para metabolizar o álcool, e o medicamento acaba sendo mais rapidamente metabolizado, diminuindo, assim, sua ação. Já o uso de álcool com medicações que agem no cérebro, como antidepressivos ou calmantes, deve ser fortemente desencorajado.

Posso cortar remédio pela metade? Se o preço de duas dosagens é o mesmo, muitas pessoas fazem isso para economizar. A resposta é simples. Se

o remédio tem ranhura, sim.
Cápsulas nem pensar. Lembre-
se de que a substância pode não estar distribuída homogeneamente.

Vamos dar exemplos emblemáticos
de eventos indesejáveis com medicações.

O primeiro, que gerou toda a legislação
sobre segurança de medicações, foi a Talido-
mida. Era um ótimo remédio para vômitos,
especialmente em grávidas. Isso no início
da década de 1960. Só que não estuda-
ram seu efeito em fetos antes de libera-
rem o remédio. Consequência: uma
geração de crianças que nasceram
sem os membros.

Tosse com o uso de certos
anti-hipertensivos da classe
dos inibidores da enzima
conversora de angiotensi-
na. Ela acontece em qual-
quer fase do uso e até
meses depois do iní-
cio, e é muito mais
frequente em
orientais. Seria

SAÚDE no cotidiano

interessante que médicos e pacientes se lembrassem desse efeito indesejado do medicamento antes de pedir dezenas de exames para diagnosticar uma tosse seca crônica. Dores musculares mediante uso de estatinas, remédio para baixar colesterol. Quinze por cento dos usuários dessa droga sentem esse efeito. E não adianta trocar para outro semelhante. Como estamos tendo um abuso no uso dessas drogas, isso está sendo muito frequente. Pode não ser apenas uma dorzinha. Pode haver grandes destruições musculares, lesando inclusive os rins.

Os médicos também erram, e bastante. Há décadas, nos EUA, começou uma campanha para tirar a dor dos pacientes, sem medo, pois essa é uma das principais funções dos médicos. A morfina foi usada indiscriminadamente,

para cólica re-
nal, dores de
cabeça e várias
outras dores. Hoje
aquele país vive
uma epidemia de de-
pendentes de morfina.
Atualmente, a proba-
bilidade de um america-
no morrer de overdose por
opioide é maior do que por
um acidente de automóvel.

O uso indiscriminado de antibióticos, receitados por médicos, é
hoje o principal causador de resistência
de bactérias. Muitos catastrofistas acreditam que uma das possibilidades reais para
que ocorra a extinção de nossa espécie será a
falta de antibióticos para combater as bactérias.
A população tem parte da culpa, quando usa o
que restou dos antibióticos de uma infecção
passada para repetir parcialmente o tratamento. Nesse ponto, a educação tanto da população em geral quanto de
médicos deve ser melhorada.

E os chás, as ervas, os remédios naturais? Entram exatamente na discussão anterior, ou seja, podem ser maléficos. Crianças, gestantes, idosos, etnias, todas essas características fazem com que metabolizemos diferentemente as drogas. Existe uma disciplina que está em plena ascensão, que é a Farmacogenética, ou seja, a individualização do uso de remédios.

Setenta e cinco por cento da população diz se automedicar. Talvez os outros 25% não entenderam bem a pergunta...

Acho que ficou claro que sou contra medicações ineficazes. Talvez a diferença entre se automedicar e médico prescrever seja o fato de que estes erram um pouco menos.

Deu para assustar? Então pense bem antes de tomar qualquer remédio.

11

VALE A PENA FAZER UM *CHECK-UP*? O MENOS QUE É MAIS

Chegou a hora, não dá mais para esperar, preciso fazer um *check-up*.

A primeira dúvida que é alvo de embates acadêmicos acalorados é se de fato é necessária uma consulta específica para isso. Não seria mais útil que, durante uma consulta por uma queixa de, por exemplo, dor nas costas, o médico orientasse atitudes de saúde e pedisse alguns exames? Eu, particularmente, acho que não. Acho o contrário: durante uma consulta para orientar medidas de saúde, você vai reclamar da sua dor nas costas, chatinha, mas que nunca o fez procurar um médico. Se você vier com dor nas costas, vai querer resolver sua dor, e não começar a parar de fumar.

Isso só reforça que, quando dois médicos discutem, existem no mínimo três opiniões diferentes.

Mas, uma vez que seu cônjuge o fez procurar o médico, vamos em frente.

"Doutor, peça todos os exames a que tenho direito."

Será?

A primeira razão contrária, obviamente, é a econômica. Nos Estados Unidos, que é paradigma de uma má medicina (você leu corretamente: má), se gasta 18% do Produto Interno Bruto com saúde. E esse gasto vem crescendo mais que o PIB, indo para uma explosão bem próxima. Barak Obama tentou equacionar isso, Donald Trump tentou reverter o que o antecessor fez e nenhum conseguiu. A coisa vai ficar feia. E se gasta tanto dinheiro para obter resultados iguais ou inferiores ao Canadá e à Europa, que gastam bem menos. Daí eu falar da má medicina dos EUA.

No Brasil, gastamos 4,5% do PIB com saúde privada (que cobre 20% da população) e outros tantos com saúde pública (que cobre 80% da população). Gastamos pouco e mal.

O segundo motivo para não pedirmos todos os exames possíveis é a ciência. Sim, sabemos o que pedir para cada pessoa.

SAÚDE no cotidiano

O que definimos de normalidade para um exame é baseado na maioria da população, mais precisamente 95% dela. Ou seja, 1 em cada 20 pessoas que farão o exame pode ter seu resultado alterado sem que isso signifique doença. Por outro lado, se você fizer 20 exames, provavelmente um virá alterado sem que isso seja doença.

Porém, dependendo do exame que se alterou e da ansiedade do médico e do paciente, outros exames, geralmente mais sofisticados, serão pedidos. Gerará custos, mais ansiedade e, sobretudo, riscos. A radiação de uma tomografia não é desprezível, principalmente se você fizer muitas durante a vida; a quantidade de sangue colhido também pode causar danos. Isso sem falar de biópsias. E, novamente, falamos dos custos.

Existe uma tendência de o médico generalista conviver melhor com uma dúvida pertinente do que um especialista. Essa dor no seu peito deve ser somente de origem muscular para o generalista.

Afinal, veio depois de um exercício intenso e dói quando você se movimenta e quando eu examino. Ou, de maneira diferente: temos que ter certeza de que não é de origem cardíaca: faremos uma tomografia de coronária e uma cintilografia cardíaca, segundo o especialista. Afinal, a dor veio após fazer um exercício.

Os exemplos são muitos, mas sempre as dúvidas devem ser discutidas com o principal interessado: você, o paciente.

A enorme quantidade de exames desnecessários que pedimos gera o que hoje chamamos de *overdiagnosis*. Estamos tendo uma epidemia de doenças fantasmas.

Sabemos hoje que pelo menos 20% de todos os exames que pedimos são desnecessários. Note que, nessa pesquisa que fizemos, trata-se de uma autoavaliação, ou seja, o próprio médico pediu, julgou. Outros estudos falam em números muito maiores, até 60% de todos os exames pedidos seriam desnecessários.

Aí você reclama que seu plano de saúde ficou muito caro.

Então, como devemos entender o que é promoção à saúde? Que exames devemos pedir?

Existe uma série de perguntas que devemos ter em mente antes de pedir exames para prevenir uma doença.

1. Esta doença é comum?
2. A evolução dela é longa?
3. Podemos detectá-la no início?
4. O exame a ser feito é de fácil acesso e inócuo?
5. Existe forma de bloquearmos a evolução natural da doença?

Se o médico fizer sempre essas perguntas, dará enormes passos para a racionalização de seus pedidos de exames. Obviamente, se você fizer essas perguntas a ele, ou vai amá-lo, ou odiá-lo. Não corra esse risco, pois a segunda hipótese é a mais provável.

O conceito de "rastreamento" também envolve você ter ou não sintomas. Se tiver sintomas, não é rastreamento, e sim investigação. Se tiver histórico familiar importante para uma doença, a coisa também muda.

Então, os cânceres que devemos rastrear de rotina são: câncer de colo de útero (mais de 16 mil casos no Brasil), de intestino (mais de 40 mil casos no Brasil), de pele (são vários tipos de câncer, mas o que mata é o melanoma), de mama (mais de 65 mil casos no Brasil) e talvez de próstata (mais de 65 mil casos no Brasil). Os últimos dois são discutíveis. Na Suíça, não se rastreia câncer de mama. Aqui, sim.

Segundo algumas sociedades internacionais, uma mulher deve fazer mamografia anual dos 40 aos 75 anos. São 35 mamografias por mulher. Outras sociedades, baseadas também em estudos científicos, preconizam mamografias entre 50 e 75 anos a cada dois anos, num total de 13 mamografias na vida da mulher. Tudo é questão de custo-benefício. A dúvida de começar o rastreamento em mulheres com 40 anos, naquelas que não têm histórico familiar, é que diminuiríamos "apenas" 1 morte por mil mamografias feitas nas mulheres entre 40 e 50 anos e aumentaríamos 40% as chances de um resultado falso positivo, ou seja, nódulos mamários suspeitos, mas que não se confirmam câncer. É quando aparecem nódulos na mamografia que levam à biópsia e ela não mostraria câncer. Isso gera muitos custos e ansiedade, além da radiação e dos procedimentos dolorosos. Ao fazermos mamografia a cada dois anos, não são encontrados cânceres mais avançados que quando fazemos anualmente, o que justifica não realizarmos mamografias anuais em todas as faixas etárias.

Por outro lado, a tendência do aumento da sobrevida das pessoas faz com que a pergunta "até quando rastrear" esteja cada vez mais presente. O consenso hoje é rastrear até a idade em que a expectativa de vida seja mais dez anos.

O câncer de próstata tem uma particularidade que gera brigas em todo o mundo. Vou tentar resumir o que daria um livro. São alguns pontos: Você tem que fazer 1.500 exames de PSA (do inglês: antígeno prostático específico. É o exame de sangue que detecta ou aumento, ou inflamação, ou câncer de próstata) para identificar um paciente com câncer. Em termos populacionais, é muito custo. O razoável é que esse número seja até 300 a 500.

Você tem que operar 50 pacientes com câncer de próstata para salvar uma vida, ou seja, os pacientes geralmente morrem com o câncer, e não por causa do câncer. Isso porque existem cânceres de próstata que têm crescimento muito lento e geralmente não causam metástase; portanto, não precisariam ser operados. Infelizmente, não conseguimos diferenciar, no diagnóstico, aqueles de crescimento lento dos de crescimento rápido, que são uma minoria.

Aos 80 anos, estima-se que mais de 20% da população masculina pode ter um câncer de próstata, mas que morra de outra doença, ou seja, morrerá com o câncer, mas não devido ao câncer. Lembre-se de que 20% das cirurgias para câncer de próstata deixam o homem impotente ou incontinente. Se um câncer de próstata estiver no começo, a indicação é para não operar. Apenas acompanhar de perto. Como convencer alguém que tem câncer de que não devemos operar, mesmo estando no começo? Esse esforço é tão inglório, que até a instituição americana mais confiável nas recomendações de rastreamento, a USPSTF (United States Preventive Service Task Force), mudou sua posição. Antes, o rastreamento de câncer de próstata era contraindicado, agora deve ser discutido com o paciente.

Além do câncer, há outras doenças que também devem ser rastreadas, assim como certas questões sempre acompanhadas: obesidade, diabetes, colesterol alto, osteoporose, doenças sexualmente transmissíveis, hepatites, drogas lícitas e ilícitas, estresse, depressão, atividade física, sono, acuidade visual e auditiva, riscos de acidentes, higiene bucal, histórico vacinal e antecedentes familiares. Ufa! Não é à toa que boa parte delas está neste livro.

Isso gera uma nova pergunta: como o médico deve fazer essa investigação numa só consulta? E a questão que não quer calar: quanto tempo deve durar uma consulta?

Nova questão polêmica. Acredita-se que deve durar, no mínimo, vinte minutos. Se não deu tempo nessa consulta, aborda-se no retorno.

Obviamente, você já está pensando no tempo que durou sua última consulta. Sim, médicos infelizmente fazem *overbook* de consultas. Não é só uma prática das companhias aéreas.

Essa má prática tem origem na má remuneração. Eles fingem que ganham decentemente e, em troca, fingem que atendem satisfatoriamente. Essa discussão, também acalorada, daria outro livro. Ganham pouco e atendem rapidamente, pedindo mais exames. Digo que a quantidade de exames pedidos é diretamente proporcional à ignorância do médico.

Antes de irmos para o próximo capítulo, umas palavras sobre um importante movimento mundial. Há alguns anos, um grupo de médicos começou a perguntar para as especialidades médicas quais eram as cinco principais ações erradas que seus especialistas faziam. Fantástico, não é? O movimento chama-se *choosing wisely* (escolhendo com sabedoria, tradução livre) e se espalhou por mais de 200 entidades americanas e fora dos EUA. Na maior parte das respostas, baseadas em evidências científicas, o pedido de certos exames é o erro principal.

Portanto, devemos aderir a esse movimento tendo sempre em mente que o menos pode ser mais. Menos exames pode significar uma melhor prática da Medicina.

12

PREVENIR O ESTRESSE: É POSSÍVEL? FALE ENTÃO COM MEU CHEFE

O conceito de "saúde", hoje em dia, é muito diferente da ideia de ausência de doenças. Entende-se como o bemestar biopsicossocial.

Primeiro vamos tentar entender o que é o famoso "estresse". Ele não só não é prejudicial, como também foi o responsável pela sobrevivência de nossa espécie. O homem das cavernas, ao se deparar com um tigre, não tinha tempo para pensar em estratégias para fugir. Cada segundo perdido poderia implicar seu fim.

O corpo lançou mão de algo instantâneo. Ao perceber o perigo, vários hormônios são liberados instantaneamente na circulação: adrenalina, cortisol e outros. O açúcar sobe para nutrir músculos, o coração dispara para enviar mais sangue para os músculos. A pressão sobe. As mãos ficam frias para desviar o sangue para os músculos. Ou seja, o corpo sinaliza: fuja ou lute. Você está preparado para isso. Isso é o estresse.

Nosso problema é que o corpo

não foi preparado para viver constantemente com essa descarga hormonal. Então, a pressão arterial começa a ficar sempre alta, assim como o açúcar. E aí as coisas pioram.

O tigre deu lugar à competição, às contas para pagar, às exigências sociais. Aí aparecem a ansiedade, a tensão, a depressão, o pânico e muitas outras doenças que fazem com que psiquiatras e psicólogos sejam cada vez mais necessários.

Como evitar esses problemas é a grande pergunta. A resposta pode estar numa única palavra: resiliência.

Resiliência não é um termo médico, e sim físico. É a propriedade da matéria de retornar à sua forma normal após um impacto. Transporte para seu dia a dia e você vai entender. Algo do tipo: conte até dez antes de explodir. Ou ainda: engula esse sapo, junto com o contracheque. Desencane. Gaste energia apenas com aquilo que valha a pena ser gasto. Aperte o "F" do computador. E variantes do tema. Eu sei que você não tem sangue de barata, ou seja, seu sangue esquenta com a pressão. Seguir essas recomendações não é fácil. Precisa de treino. Caro leitor, a barata não tem sangue e é pecilotérmica, ou seja, sua temperatura varia com o clima externo, e ela é tida como possuidora de sangue frio. Na verdade, é ela que ferveria o sangue, num calor ambiental.

O estresse tira o sono, aumenta a pressão arterial, descontrola o diabetes, piora a imunidade, muda seu intestino, provoca gastrite, dor de cabeça, enfim, tira anos de sua vida. Muitas doenças são manifestações desse distúrbio em vários órgãos, mas os médicos insistem em diferenciá-las,

embora todas
tenham em co-
mum o tratamento
com antidepressivos. São
elas: dor de cabeça crônica, sín-
drome do intestino irritável, fibro-
mialgia e até algumas gastrites.

Você deve ter percebido que boa parte deste
livro contém dicas para a prevenção do estresse:
dormir melhor, comer melhor, exercitar-se, rir.
Além disso, administrar melhor seu tempo.
Pense em quanto tempo você se dá todos
os dias. Não espere as férias para com-
pensar um ano de trabalho. Faça isso no
dia a dia. Seja egoísta: a próxima hora
do dia será minha! Nada de celular,
trabalho, cônjuge, patrão etc.

Quantos livros você leu ul-
timamente (além deste, e já
agradeço por isto)? Quanto
tempo parou para ouvir
uma música? Quando
curtiu, pela última
vez, um espetáculo
(música, teatro, ci-
nema)? Quando
saiu da rotina?

SAÚDE no cotidiano

Essas perguntas cabem também aos menos favorecidos: a música é universal, as bibliotecas públicas ainda existem, shows são oferecidos gratuitamente.

Se demorou mais que cinco segundos para responder, está atrasado para mudar sua vida. Não é à toa que na pandemia da covid-19, a quarta onda será a de doenças mentais devido ao confinamento prolongado. A primeira e a segunda são devidas à infecção em si e, a terceira, à descompensação das outras doenças que estão colocadas em segundo plano.

Medicamente falando, ansiedade é o nome mais bonito para estresse. Tudo hoje em dia é creditado ao estresse. Mas a ansiedade é uma doença e deve ser tratada como tal. Isso quando ela te causa um prejuízo funcional ou sofrimento.

O extremo do estresse pode ser o

burnout, cuja tradução é "esgotamento". Você não precisa esperar chegar ao ponto de agredir alguém para saber que está nesse ponto. Situações de pressão extrema e continuada são as principais causas. Em geral, ocorrem devido ao trabalho. Entre os profissionais da saúde, vejo esse quadro frequentemente. Quer por trabalho sem condições físicas, materiais e de equipe adequada, quer por impotência diante da morte, quer por provas e concursos, quer por remuneração injusta ou por quaisquer outros motivos, como assédio, traição, não reconhecimento etc. etc.

Se você trabalha em telemarketing ou toma conta de dependentes, cuidado. Além dos profissionais da saúde e policiais, essas são as principais profissões de risco para *burnout.*

Os motivos para o esgotamento infelizmente estão aí e sempre existirão. A diferença é como você vai encará-los. Lembre-se da resiliência. Isso não quer dizer que quem entra em *burnout* é aquela pessoa que não tem resiliência. Resiliência é um fator protetor, mas não o único. Se você não é resiliente, não quer dizer que você adoecerá. O *burnout* está numa linha tênue com a depressão: 40% a 60% das pessoas com ansiedade evoluem para depressão. Algumas dicas para você saber se é hora de procurar ajuda: tristeza, desmotivação, baixa autoestima, sensação de inutilidade, perda de interesse por coisas de que gostava, sentir-se sem esperança, alteração do sono e do apetite para mais ou para menos. Lembre-se de que depressão é doença e que tem tratamento. Não é fraqueza de caráter e não tem nada a ver com loucura. Ela, ao contrário do *burnout*, pode vir do nada. Você tem dinheiro, boa família, uma ocupação prazerosa, e de repente a depressão. Não é algo cumulativo. Um distúrbio num maldito neurotransmissor do cérebro. Uma serotonina (entre outras substâncias) que não está bem-ajustada e lá está você no meio de um furacão. Você não conseguirá sair dessa sozinho. O médico, o terapeuta e seus amigos e familiares te ajudarão. Não espere estar na situação dos filmes, ou da cantora Maysa, que os mais velhos conheceram bem: fumando e bebendo num quarto escuro, solitário e falando: *"I want to be alone"*.

Fazer terapia é uma das maneiras de sair dessa fase, junto com as medicações. Mas existem muitas linhas terapêuticas. Destaco duas: a psicanálise e a cognitivo-comportamental. Perdoem-me os profissionais da área, mas vou usar uma licença poética. Você está com fome e entra na cozinha para preparar comida. Ao pegar uma panela no armário, vê que todas vão cair lá de cima. Você tem dois jeitos de resolver: ou você pega uma panela, empurra todas as outras para dentro e faz sua comida (terapia cognitivo-comportamental para resolver um problema específico, com ajuda de suas ferramentas), ou você tira todas as panelas, arruma todas para não dar mais problemas (psicanálise, todos os seus problemas e suas vivências antigas deságuam no problema atual; resolva-os e viverá melhor), mas fica com fome.

Este capítulo está ficando pesado demais. Sugiro que passe para o próximo.

13

SEXO, CHOCOLATE E EXERCÍCIO: O QUE TÊM EM COMUM?

Felicidade é condição para saúde?

É muito simplista falar que uma
pessoa feliz tem saúde melhor.
Uma pessoa feliz se cuida mais,
come melhor, faz mais exercício.
Mas isso é causa ou consequência?
Se não temos doenças, somos mais
felizes e cuidamos melhor de nossa
saúde, e seremos mais saudáveis e
felizes. Quem veio primeiro: a saúde ou a felicidade?
Para saúde, temos uma definição interessante. Já vimos que
não é ausência de doenças, mas
bem-estar biopsicossocial.
Mas o que é felicidade?
Desde os antigos filó-
sofos gregos, esse é um
tema absolutamente en-
volvente e polêmico.
Epicuro falava que,
mais que cultuar
deuses ou pensar na
vida pós-morte (ou
pós-vida), a felici-
dade é o propó-
sito de vida, o

bem supremo. Mas ser feliz é um trabalho árduo e constante.

Acho que vou para uma linha mais moderna: a genética.

Felicidade é uma armadilha da natureza. Nós nos sentimos bem quando fazemos alguma coisa para sobreviver ou procriar. Sexo nos dá um prazer incrível. Exercício também. Após trinta minutos de atividade aeróbica, o corpo libera endorfinas. Felicidade, então, não existe para nos dar prazer, mas sim para garantir a sobrevivência de nossos genes.

Por outro lado, há quem diga que a preocupação com a tristeza, ou seja, o oposto da felicidade, faz com que tomemos atitudes sociais afirmativas.

Por exemplo, o medo de ficarmos sós nos faz cultivar amizades.

Na verdade, existe um hormônio do medo: a oxitocina. Mas
ele também é o hormônio do convívio social. A oxitocina é outra
armadilha fisiológica. É liberada
no parto para promover contração
uterina, facilitar o nascimento, parar o sangramento uterino e ajudar
na amamentação. Ela faz a mãe
ter acolhimento total à sua cria.
Um amor incondicional. Isso
pode se dar por inundação de
oxitocina, e não por um senso poético da maternidade.
Desculpe o materialismo
exagerado. Isso ocorre em
várias situações do dia
a dia e até com seu ca-
chorro de estimação ou
numa relação afetiva.
A oxitocina é quase
um oposto do cor-
tisol, o hormônio
do estresse.
Mas e o cho-
colate?

Aumenta colesterol e açúcar, mas também libera mediadores químicos do prazer. Ou essa definição de "felicidade" está falha ou veremos no futuro que chocolate é bom para a saúde. Sou suspeito por ser chocólatra.

Segundo outros autores, felicidade é atingir expectativas. Isso envolve experiência de vida, envolve desejos, envolve o meio em que se vive. O bebê, quando se sacia no peito da mãe, atinge sua expectativa, portanto é feliz. Um médico, quando salva uma vida, e um paciente, quando tem a vida salva, atingem uma expectativa em comum. Serão igualmente felizes? A intensidade da felicidade pode ser medida? Sim, existem escalas, como a da dor,

mas que dependem de experiências prévias. A dopamina, um
neurotransmissor, é o responsável por este efeito: a possibilidade de uma gratificação. Pode ser
comida, sexo ou qualquer outro
desejo. Seus níveis se elevam quando há motivação de satisfazer uma
vontade; é o impulso. A distorção desse impulso, o vício, também aumenta a dopamina.
Certa vez, encontrei uma
boa definição de "felicidade",
atribuída a Martin Seligman:
ele diz ser a soma de prazer,
engajamento e significado.
O prazer é o bem-estar
que todos já experimen-
tamos na vida. É aquele
sentimento agradável
depois de uma ação
específica. A maior
parte dos praze-
res pode estar em
coisas simples
da vida: uma

comida gostosa, uma conversa com amigos, sexo com uma pessoa querida, uma viagem, a leitura de um bom livro. Uma boa rede social, de preferência física, e não virtual, é um dos grandes fatores para irmos longe nessa estrada. O engajamento é algo mais profundo, que implica um intenso envolvimento entre a pessoa e sua vida. É o pular de cabeça em atividades profissionais ou de lazer. Já o significado tem algo de transcendental, é a sensação de que nossa vida faz parte de algo maior. Se você associou à religião, está correto. Pessoas religiosas tendem a ter menos depressão. Se você pensou em altruísmo, está mais certo ainda. Um único ato de bondade pode nos deixar felizes

por até dois meses. Você pode
também acreditar que faz parte
de alguma grande causa social,
ou política, ou até cósmica.
Lembre-se de que o segredo é
se apoiar nesses três pilares, e não
apenas em um ou dois. Isso torna a
missão muito mais difícil.
A felicidade extrema pode ser
atingida e é parecida com os es-
tágios profundos de meditação
de monges. Nessa situação, há
ativação do córtex pré-frontal
esquerdo. Entre outras ações,
ativa também o sistema
imunológico. Olhe a arma-
dilha genética se mostran-
do novamente. Grande
felicidade, maior sobre-
vivência de seus genes.
E o dinheiro, traz
felicidade? Sim, ele
traz felicidade, po-
rém apenas quando
supre as necessi-
dades básicas. É
difícil ser feliz

com a própria fome ou a de seus filhos. Países ricos tendem a ter um grande índice de Felicidade Interna Bruta. Porém, países pobres também se saem bem. Ganhar na loteria traz felicidade, mas essa, apesar de grande, logo volta aos patamares de antes do prêmio. O que pode ser bom, pois sempre vamos atrás de mais desafios. Lembre-se de que o homem foi expulso do paraíso. Em outras palavras, não foi feito para ter uma felicidade constante. Essa variação de felicidade, a não felicidade e a busca da felicidade são fatores que temperam nossas vidas. Hoje, na era de respostas rápidas, as pessoas não querem gastar tempo em uma busca quase budista da felicidade. Querem rapidez. Isso é obtido por drogas, tanto lícitas quanto ilícitas. É mais fácil fumar um baseado ou tomar uma fluoxetina (antigamente chamada de "pílula da felicidade"). Só falta alguém aprovar uma lei para colocar fluoxetina na água tratada... Felicidade rápida ao alcance de todos.

Mas, apesar de a felicidade ser quase uma obrigação social, pessoas podem não ser felizes e mesmo assim ser saudáveis. Uma das regras básicas do convívio social é não julgar as pessoas pelos nossos padrões. Na Medicina, isso é um fato diário. Os médicos teriam que ouvir mais do que falar. Entender as expectativas, os anseios do outro. Afinal, felicidade não é a mesma coisa para todos nós. Não cabe aos médicos impor sua concepção a todos...

14
VELHICE: A IDADE DE CADA UM

Você viu a versão para televisão do *Sítio do Pica-Pau Amarelo*, de Monteiro Lobato? A Dona Benta, brilhantemente representada por Zilka Salaberry, era uma senhora de cabelos brancos presos que contava histórias, sentada em uma cadeira de balanço, usando a proteção de uma manta xadrez. A ideia era passar a imagem de uma senhora de idade, uma velha. Era uma sexagenária.

Hoje, uma sessentona pode até estar se preparando para correr a maratona. Poderia até contar histórias para seus netos (e seria ótimo que o fizesse), mas provavelmente dispensaria a manta e os demais apetrechos marcadores de velhice. As pessoas estão chegando facilmente aos 80 hoje em dia. A questão é como chegar bem aos 80. Sem dores, sem limitações e, sobretudo, com boa cabeça.

A própria definição de "velhice" não é precisa. Mais de 60 anos? Acho péssima. Em termos fisiológicos e econômicos, aposentadoria nessa fase é um desperdício. Obviamente, me refiro às classes mais privilegiadas. Qualquer trabalhador braçal ou não, cujo desgaste pela vida laboral foi intenso deveria ter direito a uma aposentadoria mais precoce, ao passo que aqueles que estão no auge de sua produtividade intelectual deveriam ser mantidos ativos pro-

fissionalmente
por mais tempo.

Tenho para mim
uma definição que
nunca me traiu: velho
é quem tem 20 anos mais
que você. Era assim nos meus
20, nos 40 e agora nos quase 60
anos. Um conceito que ouvi de um
paciente é que a diferença entre o velho e o idoso é que o velho olha para
trás e o idoso olha para frente. Muita gente
prefere a velhice à outra alternativa, a de não
chegar lá.

Pensar na velhice é questão relativamente
moderna. Antes, simplesmente não se che-
gava lá. No Império Romano, vivia-se em
média até os 30 anos, o mesmo que o homem de Neandertal. Na Europa, no início do século XX, se vivia até 45 anos.
Vivemos quase 20 anos a mais que
na década de 1960, cuja expectativa era de 50 e poucos anos. Isso
em média, claro. Mesmo alguns
neandertais viviam bastante.

Uma pessoa de 90 anos no Brasil, na Europa e na Ásia tem a mesma expectativa de viver. Nessa idade, quase só a genética tem importância. Com 90 anos, as agruras do meio ambiente já foram em boa parte superadas. No Brasil, em 2017, vivíamos em média 76 anos. Um aumento de mais de 30 anos em relação a 1940. Temos quase 15 milhões de idosos em nosso país. Hoje prolongamos todas as fases da vida. Jovens moram com os pais até os 30. Mulheres têm filhos aos 40 anos.

Com o passar dos anos, todos os órgãos e sistemas do corpo vão perdendo parte de suas funções. A perda acontece de maneira progressiva, lenta, numa adaptação fantástica, pois, se ocorresse de uma hora para outra, seria incompatível com a vida. Assim temos: os pulmões diminuem em até um terço a sua função, e o idoso tem maior dificuldade de tossir e eliminar secreções. O sangue tem maior chance de coagular, gerando trombose, e a medula óssea responde pior a um sangramento. O intestino fica mais ressecado e há mais refluxo gastroesofágico. Os rins diminuem sua filtração e ficam mais sensíveis a lesões. As válvulas do coração se calcificam. A próstata aumenta, gerando dificuldade de urinar e, além disso, há incontinência urinária em ambos os sexos. Dificuldade de ereção e ressecamento vaginal dificultam o sexo. Há atrofia muscular progressiva e perda óssea. As articulações se desgastam. A pele fica atrófica. Acuidade visual e auditiva pioram. O paladar piora. Há maior dificuldade para combater infecções. E, ainda por cima, temos a piora da cognição, como a demência senil.

Além do envelhecimento dos órgãos, nos idosos aumenta a incidência de várias doenças, como artrite, diabetes, hipertensão, doenças cardíacas, enfisema, câncer. E o pior: todas essas doenças podem aparecer juntas, algo bem diferente do que acontece com os mais jovens, e ainda associadas a uma nova entidade: a fragilidade, ou seja, uma baixa reserva para suportar mudanças na saúde, tornando o idoso uma pessoa extremamente vulnerável.

Os médicos, na verdade, não sabem o que é normal para uma pessoa de 100 anos. Se não sabemos o que é normal, como tratar uma "anormalidade"? O bom senso deve prevalecer. Lidar com a incerteza. Aprender, mais que tratar.

O fato é que nem as casas, nem as cidades, nem as famílias estão preparadas para pessoas idosas. Nas casas, não há corrimãos nos corredores. As portas são estreitas para a passagem de cadeiras de rodas, os vasos sanitários são muito baixos, os boxes dos chuveiros são catastróficos, e por aí vai. As calçadas são estreitas e esburacadas.

Aliás, alguém já disse que podemos medir a cidadania de uma nação pelas suas calçadas. Encontramos escadas no lugar de rampas. Você já viu um idoso tentar subir num ônibus? Sem falar dos automóveis, que são muito baixos e precisam de um malabarismo para entrar e sair. As famílias não têm tempo nem paciência com seus idosos. Preferem asilos ou acompanhantes a seu voluntarismo. A sociedade as obriga a isso. Não existe ajuda financeira governamental para parentes que cuidam do seu idoso. A solidão e a depressão estão entre os principais problemas do idoso. Os amigos estão morrendo. Na família, cada um cuida da sua vida, não tem tempo nem disposição para os velhos. A solidão se torna a única companheira. O convívio social deve ser estimulado. É uma das principais armas para uma melhor qualidade de vida na velhice. Não importa se é no clube, na igreja, no centro de convivência do bairro. Pode ser com vizinhos do condomínio. Se possível, deve-se estimular viagens em grupo (grandes e pequenas, bate e volta), jogos, aprendizado de línguas. Não para virar poliglota, mas para treino intelectual e convivência social.

Além disso, a perda da autonomia é o grande pavor da humanidade. Ser dependente de outros. Para uns, significa dar trabalho para os parentes e amigos; para outros, o drama de não conseguir fazer o básico, como tomar banho, se trocar, se limpar após ir ao banheiro, comer. Já perceberam como garfos e colheres são antianatômicos? Você tem que virar o punho para colocar na boca. Imagine alguém que tem uma limitação nessa articulação.

Para os médicos, o pavor são as quedas. Cada queda pode representar anos na expectativa de

vida. Como fazer para evitá-las?
São muitas ações. A primeira é
fortalecer os músculos e o equilíbrio por meio de exercícios. A segunda é manter uma hidratação adequada. Falta de líquidos causa queda
de pressão ao se levantar, o idoso tem
tontura e cai. Além disso, é ter muito
cuidado com medicações, principalmente aquelas que baixam a pressão. Muitas
medicações causam tontura. Outras causam
muito sono à noite. Lembre-se de que idosos
levantam mais à noite para urinar. Aí, ficam so-
nolentos por causa dos remédios e, com a queda
de pressão, falta de iluminação no corredor e
o maldito tapetinho, queda na certa.

Médicos e pacientes têm outros me-
dos, como a demência. Existem poucas ações para adiá-la. A primeira é
manter a cabeça funcionando. Desafios no dia a dia, resolver problemas. Portanto, ao se apo-
sentar, não aposente sua
cabeça, continue ativo.
A segunda é o famo-
so exercício. Não

SAÚDE no cotidiano

só o intelectual, mas o físico. Lembre-se de que falta de concentração é diferente de perda de memória. Se você não se lembra de onde colocou a chave do carro porque estava fazendo outras coisas quando a guardou, é uma coisa. Se, ao encontrar a chave, não sabe para que serve, preocupe-se. Confundir nomes é normal. Chamo meu filho com o nome do cachorro, e vice-versa. Existem testes muito simples que, em poucos minutos, fazem uma triagem bem eficaz da perda de memória. O melhor teste é o miniestado mental. É quase um jogo da memória, feito num consultório. Sua escolaridade e o resultado obtido vão definir as ações a serem tomadas.

Tive a honra de cuidar de uma paciente que, aos 98 anos, escreveu seu primeiro livro. Aos 101 anos, o segundo. Morreu recentemente, com 104 anos, enquanto escrevia seu terceiro livro. Foi uma vida digna. Desejo o mesmo para você.

15

COMO VIVER MAIS? A GRANDE PERGUNTA

A Bíblia conta que Moisés, aos 80 anos, liderou seu povo para sair do Egito. Ficou 40 anos no deserto e morreu aos 120 anos, antes de entrar na terra prometida. Desde então, é frequente entre os judeus, uns desejarem aos outros, no aniversário, que a pessoa viva até os 120 anos.

Será possível?

É possível. Os estudiosos do assunto acreditam que esse será o limite da vida natural humana. Muitas das medidas que abordamos neste livro são de grande utilidade para isso. Desde o pré-natal, passando por alimentação adequada, vacinação, água tratada, atividades físicas, não maltratar o corpo com drogas lícitas e ilícitas, manter a cabeça funcionando, controlar o estresse, detectar precocemente doenças e prevenir outras. Dados dos EUA mostram que 35% das mortes devem-se ao tabaco, à inatividade física e à má alimentação. Todos esses fatores são controláveis e, portanto, um terço das mortes seria evitável apenas nessas ações.

Simples, não é?

Associe a isso tratamentos eficazes, desde as doenças mais prevalentes, como diabetes e hipertensão, para evitar suas complicações, até tratamentos mais sofisticados, como o transplante de órgãos, e chegaremos lá.

Estima-se que 25% da longevidade deva-se à genética e boa parte do resto envolve o ambiente. Com o passar da idade, essa predisposição genética prepondera.

A morte é um dos temas mais discutidos na filosofia, nas religiões e no dia a dia da Medicina. A imagem da morte, um esqueleto com uma foice, ceifando as vidas, com seu capuz e manto pretos, é retratada nas artes há séculos. No cinema, cito o *Sétimo Selo*, de Ingmar Bergman, cujo protagonista joga xadrez com ela, tentando ganhar mais tempo e dar um sentido para sua vida: afinal, é o que todos queremos, não é? Para os gregos antigos, a morte é masculina: Tânatos, que leva o morto para o barqueiro Caronte pelo rio Aqueronte. Recebe como pagamento as moedas colocadas nas pálpebras do cadáver. Para os cristãos, ela pode ser representada por um dos quatro cavaleiros do apocalipse: peste, fome, guerra e doenças (ou morte). Nada mais atual.

A definição de "morte", do ponto de vista médico, sofreu muitas mudanças. Antes, uma pessoa era dada como morta ao parar de respirar. Depois, a morte era declarada quando o coração parava de bater. Hoje, atestamos o fim da vida quando todas as funções cerebrais param.

Ao receber a notícia de que o fim está próximo, qualquer pessoa passa, mais ou menos intensamente, por cinco fases (na verdade, foram originalmente usadas para o luto): a negação, a revolta, a barganha, a depressão e a aceitação. Nós, profissionais da saúde, damos suporte para que a pessoa chegue à quinta fase com tranquilidade: é a dignidade no fim da vida. Mas, neste capítulo, quero colocar também a ideia de nem negar, nem aceitar. Quero pensar se vale a pena combater a morte indefinidamente.

Existe, nas extremidades dos cromossomos, o que chamamos de telômeros. Imagine um cadarço de sapato, com aquele plástico na ponta, que evita que o fio esgarce. Cada célula tem um número fixo de divisões durante sua vida. A cada divisão, o telômero encolhe um pouquinho. Assim, no final da vida celular, não há mais telômero, e as fitas do DNA estão à beira de se esgarçarem; elas não conseguem mais se dividir. Isso é a senescência celular: a velhice. É uma espécie de ampulheta genética. Portanto, a vida humana é finita no seu aspecto físico. Se você quiser agradar seu médico, no aniversário dele deseje: "Que seus telômeros sejam muito compridos".

O outro extremo é o câncer: células que conseguem manter o telômero grande. Que vontade de transformar o homem num grande câncer! Imortalidade replicativa. E se tivéssemos controle sobre isso?

Num outro patamar, está o controverso assunto sobre manipulação genética, que aumentaria muito a sobrevida humana. Se juntarmos isso à biotecnologia cibernética, entraríamos numa outra realidade. Aumentar telômeros, regenerar tecidos envelhecidos, trocar órgãos com defeito. Estamos nos encaminhando para esse cenário, com nossos conhecimentos técnicos. O que realmente será um freio para tal realidade é a ética. Estamos autorizados a criar seres mais saudáveis por meio da manipulação genética? Por mais que seja tentador, isso seria acessível apenas a uma minoria, como tudo na história da humanidade, e aprofundaria as gigantescas desigualdades já existentes nos dias de hoje.

Isso tudo se antes não destruirmos nossa espécie devido à poluição, à invasão de ecossistemas, trazendo vírus desconhecidos, pelo aquecimento global ou ainda produzindo superbactérias devido ao uso indiscriminado de antibióticos. E ainda temos as guerras, nas suas mais diversas formas. Ou, quem sabe, por colisão de um asteroide, erupção de vulcões ou qualquer profecia dos catastrofistas de plantão.

Na história da humanidade, já vencemos desafios na área da saúde que eram considerados intransponíveis. Superamos epidemias, desenvolvemos remédios quase milagrosos, terapêuticas revolucionárias para câncer, transplantes de órgãos e muitas outras tecnologias. A ciência gera conhecimentos fantásticos para o bem da humanidade. A boa utilização dessas descobertas é que diferencia o conhecimento da sabedoria. E é com sabedoria que viveremos mais e melhor num mundo menos desigual.

EPÍLOGO

Neste livro procurei discutir como a saúde permeia nosso cotidiano. Como devemos atuar para melhorar a saúde individual e coletiva. O que está em discussão é a educação da população em temas de saúde. Sempre a educação. Se as pessoas tiverem consciência das possibilidades de melhoria e se organizarem, aí teremos mudanças. Você, paciente leitor, pode começar no seu cotidiano. Se cada um fizer sua parte, talvez tenhamos um futuro melhor.

Meu objetivo foi apresentar opções para que você saiba o que fazer no dia a dia da sua saúde, tanto para prevenir quanto para resolver pequenos problemas, ou ainda saber quando é hora de procurar ajuda profissional. Esse conhecimento, além de trazer benefícios individuais, vai melhorar o sistema de saúde coletivo. Vai desafogar consultórios cheios, filas enormes para realizar exames e tratamentos. Economizará recursos da saúde que poderão ser aplicados de maneira mais racional.

Neste livro, semeei uma ideia, coloquei um tijolinho nessa imensa construção do conhecimento. Divulgar conhecimento pode ser tão importante quanto gerá-lo. Por outro lado, a ignorância é um grande fator para disseminação de doenças.

Faça a sua parte. Mude seus hábitos já.

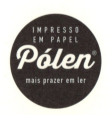

GRÁFICA PAYM
Tel. [11] 4392-3344
paym@graficapaym.com.br